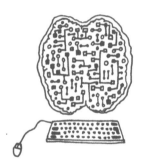

IN MIJN HOOFD
by Angelique Van Ombergen, illustrated by Louize Perdieus
copyright © 2018, Lannoo Publishers. For the original edition.
Original title: In mijn hoofd. Translated from the Dutch language
www.lannoo.com
Japanese translation published by arrangement with Lannoo Publishers through The English Agency(Japan) Ltd.

お母さん、おじさん、フェムケにこの本を捧げます。
——アンジェリーク

世界一ゆかいな脳科学講義
頭の中をぐるぐるめぐる11日間

2020年10月20日　初版印刷
2020年10月30日　初版発行

文
アンジェリーク・ファン・オムベルヘン

絵
ルイーゼ・ペルディユース

日本語版監修
藤井直敬

訳
塩崎香織

装丁
田村奈緒

発行者
小野寺優

発行所
株式会社河出書房新社
〒151-0051 東京都渋谷区千駄ヶ谷2-32-2
電話 03-3404-1201（営業）／03-3404-8611（編集）
http://www.kawade.co.jp/

印刷・製本
凸版印刷株式会社

Printed in Japan
ISBN978-4-309-25417-3

文＝アンジェリーク・ファン・オムベルヘン／絵＝ルイーゼ・ペルディユース／日本語版監修＝藤井直敬／訳＝塩崎香織

世界一ゆかいな脳科学講義

頭の中をぐるぐるめぐる11日間

河出書房新社

この本でめぐる脳の世界

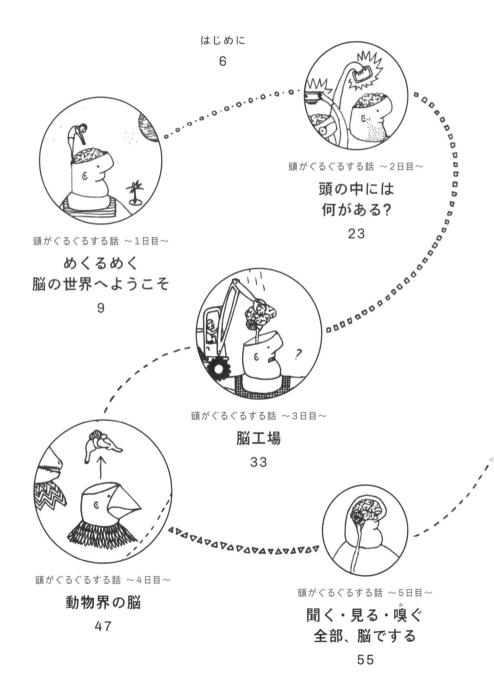

はじめに
6

頭がぐるぐるする話 〜2日目〜
頭の中には
何がある?
23

頭がぐるぐるする話 〜1日目〜
めくるめく
脳の世界へようこそ
9

頭がぐるぐるする話 〜3日目〜
脳工場
33

頭がぐるぐるする話 〜4日目〜
動物界の脳
47

頭がぐるぐるする話 〜5日目〜
聞く・見る・嗅ぐ
全部、脳でする
55

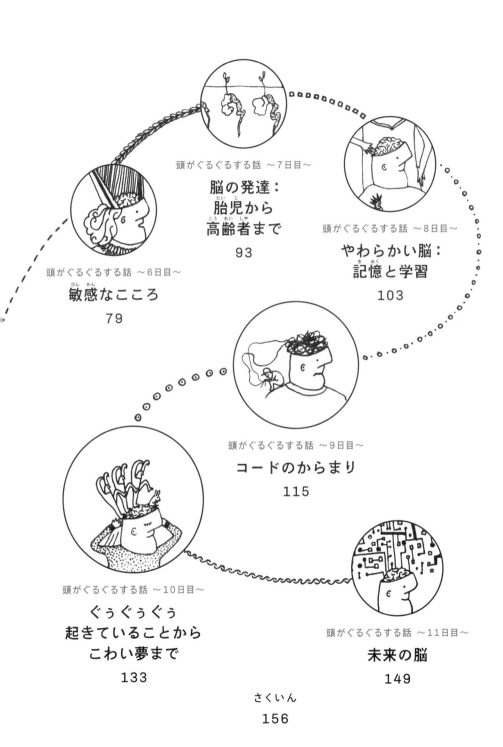

頭がぐるぐるする話 〜7日目〜

脳の発達：
胎児から
高齢者まで
93

頭がぐるぐるする話 〜8日目〜

やわらかい脳：
記憶と学習
103

頭がぐるぐるする話 〜6日目〜

敏感なこころ
79

頭がぐるぐるする話 〜9日目〜

コードのからまり
115

頭がぐるぐるする話 〜10日目〜

ぐぅぐぅぐぅ
起きていることから
こわい夢まで
133

頭がぐるぐるする話 〜11日目〜

未来の脳
149

さくいん
156

はじめに

　ヒトは気がついたらヒトになっています。自分が今の自分じゃなかった時期、たとえば生まれた瞬間とか1歳の誕生日とかを思い起こすことはできるでしょうか。難しいですよね。いわゆるものごころがつく前の自分は、いまの自分とは繋がっていません。わたしたちは自分というものが生まれてきた瞬間から始まっていると思いがちですが、実はそうではないのです。

　なぜそのようなことがおきるのでしょうか？　それは、わたしたちを作っている脳が生まれたあとにいろいろなことを学んで、その結果として脳のなかに自分というものが出来上がるからです。そう考えると、自分や家族、友達や、わたしたちが作っている社会を理解しようとすると脳を理解する必要があることがわかります。

　脳を研究する方法はいろいろありますが、脳科学というやりかたで脳の仕組みを明らかにする研究分野が過去50年くらいのあいだに飛躍的に進んできました。でも、脳のしくみを学ぶのは大変です。ものすごい量の知識をたくさん勉強しないといけません。しかも、脳の研究は日進月歩でおいかけるのは簡単ではありません。実際に、大学で脳科学を教えようとすると、1年では足りないくらいですし、たくさんの教科書や論文を読まないといけません。なので、脳科学を専門に勉強したいひと以外に脳の仕組みを教えるいい本や方法があまりありませんでした。

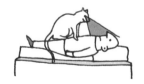

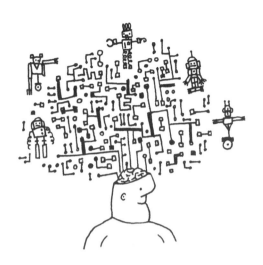

　そんなとき、この本を読む機会がありました。子ども向けということで、どれどれと思って読み進めてみたところ驚きました。とてもわかり易い言葉で、しかも脳を知るために必要な範囲が全部網羅されています。なるほど、こうやって伝えればいいのかと目からウロコです。子ども向けと言っても変に簡略化することをせず、大人が読んでも十分勉強になる内容がみっしり詰まっています。もし、もっと脳のことが知りたいなと思ったら世の中にはたくさんの本や論文があります。本書を読んだみなさんならそれらの専門書にも手を伸ばせるようになっているはずです。

　脳のしくみを理解することは、自分自身を見つめる旅に出るようなものです。もし本書で楽しい旅を過ごせたら、ご家族やお友達にも勧めてみてください。きっとお互いのことがもっと理解し合えるようになるでしょう。よい旅を！

　　　　　　　　　　　　　　　　　　　藤井直敬（神経科学者）

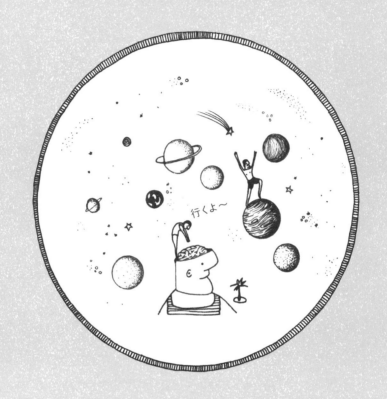

めくるめく
脳の世界へようこそ

脳：きみ専用のスパコン

　さあ、はじめようか。そう、脳の話。脳っていったいなんだと思う？

　きみが感じたり考えたりすること。それはほとんどきみの**脳**が決めている。呼吸や食欲、消化のようなことだって、脳がからだに指令を出して、そうさせているんだ。からだ全体をコントロールするコンピューター、それが脳だ。いろんなことができるのも脳のおかげだよ。誰かと遊んだり、ゲームをしたり、それからいまちょうどやっているように、すっごくおもしろい本を読んだりね。

　脳はちっとも休まない。きみが眠っているあいだも脳は忙しく活動している。脳の中ではたくさんの情報がやりとりされているけど、それは電気の流れで伝えられているって知ってたかな？　脳が使うエネルギーは、1日におよそ20ワット。うす暗い電球を1個ともせるくらいだよ。

頭蓋骨：天然のエアバッグ

　脳は**頭蓋骨**の中に入っている。硬い骨にしっかり守られているから、ちょっと頭をぶつけたくらいで傷がつく心配はない。脳と頭蓋骨の間には脳脊髄液（髄液）っていう液体が入っていて、クッションの役割を果たしている。車のエアバッグに近いかな。人間のからだはうまくできているね。でも、そこに頼ってばかりじゃだめだ。自転車に乗るときはヘルメットをかぶるとか、自分でできることはしよう。きみのスーパーコンピューターを壊さないためだと思えば、それくらいできるよね。

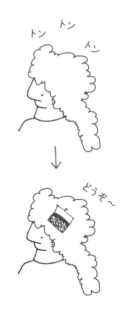

ではここでいよいよ……脳のご登場!

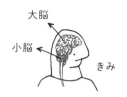

　頭蓋骨の中をのぞいてみよう。脳の空間のほとんど（85％くらい）を占めているのは**大脳**だ。

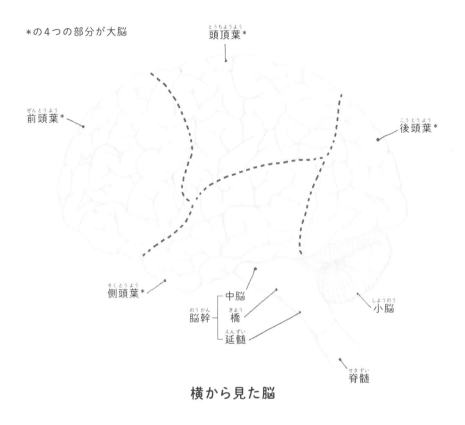

横から見た脳

「名は体を表す」っていうことわざがあるけど、そのとおりだね。大脳は、前頭葉、側頭葉、頭頂葉、後頭葉の4つに分かれ、言語の処理のほか、聞くこと・見ること・嗅ぐことなど、たくさんの機能に関係している（くわしくは第5章で）。左半球、右半球の2つに分かれている、といった特徴についてもあとで見ていくよ（第3章まで待ってね）。

小脳

　小脳は頭の後ろ側、首に近いところにある。名前からわかるように、大脳に比べるとずっと小さい。でも、だからといって大したことはないと思うのはまちがいだ。小脳の役割は、運動するときスムーズにからだが動くように細かい調整をすること。あまりピンとこないかもしれないけど、すごく大切なはたらきだよ。歩いたり、座ったりはもちろん、片足で立つことや、宙返り……この本のページをめくることだって「運動」なんだから。もし小脳が（はたらか）なかったら、どれもうまくできないし、できたとしてもかなりぎこちないはず。どんくさい子だと思われてしまうよ。

　ところできみは歩くとき、足を交互に出すタイミングを考えている？ふつうはそんなことしないよね（もし考えないと歩けないんだったら、小脳に問題があるかも……）。**小脳**は、決まった運動や動作では何をどうするかをからだにきちんと伝えてくれる。だからいちいち考えなくても動けるんだね。小脳のおかげでずいぶん楽ができているというわけ。

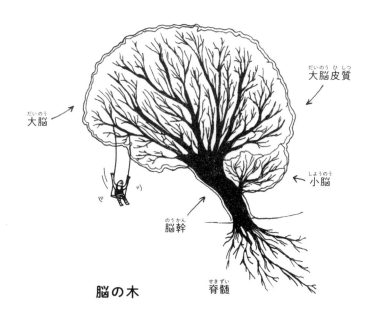

大脳皮質

大脳

小脳

脳幹

脊髄

脳の木

もうひとつ例をあげてみよう。ピアノを習ったことある？　どの音をどの指でひくか、いつどの指を使うかを考えて決めるのは大脳だから、初めのうちはいろんなことを覚えるために大脳ががんばっている。でもしばらくすると、考えなくても自動的に指が動くようになる。どう動くかを指が知っているみたいにね。そう、もうわかったかな？　ここでも小脳が大脳の仕事を引き継いで、指の動きを上達させているんだよ。

すべての中心：脳幹

　脳幹は小脳の前（大脳の下）にある部分で、いくつかの器官をまとめてこう呼ぶ。脳を１本の木だと考えてみると、脳幹は文字どおり「幹」にあたる。大脳と小脳（枝と葉っぱ）はこの幹で脊髄（木の根っこ）につながっているんだ。脳幹は、呼吸や消化、血液循環など、生命を維持する機能をコントロールしている。これは無意識で行われる活動だから、「ここで息をしなきゃ……」とか「お昼を食べたら必ず消化」なんて考えなくても大丈夫。脳幹が勝手にやってくれるので安心していいよ。

灰と白の謎

　さて、頭蓋骨の中におさまるスーパーコンピューターは、何からできているんだろう？

　生きている脳はやわらかく弾力があるかたまりで、重さは１.５kg前後。そこにニューロン（「神経細胞」ともいう）が860億個もつまっている。860億＝86,000,000,000で、ゼロが９個もある大きな数だ。脳の組織は90％くらいが水分、残り10％は脂質、要するに油なんだけど、水と油でスーパーコンピューターが作れるなんて信じられないよね。ところで、脳の組織は場所によって**灰白質**、**白質**と呼び分けられる。いや、ものを燃やした灰は関係ないよ。もしそんなのが頭の中に入っていたら、きみの脳みそは乾

燥してかさかさかも。じゃあ、どうしてこんな名前がついているのかな？

「灰色のもの」と大脳皮質

　脳というか、頭脳のはたらきを指す「灰色のもの」という言葉は知っているかな？　「灰色の脳細胞」だったら聞いたことがあるかもしれないね。脳の表面はほとんどが灰白質で、たった3㎜の薄い層にニューロンがぎっしりと集まっている。ニューロンは灰色がかって見えるから、灰白色（灰色を帯びた白）の組織＝灰白質という呼び方になったんだ。ところで、脳のいちばん外側をおおう灰白質の層には**コルテックス（表層組織）**という別名もある。でもこの本では**大脳皮質**という用語を使うことにしよう。木の幹のいちばん外側は「樹皮」だし、それと同じように考えればいいよ。

頭に新聞紙？

　脳の見た目はつるつるじゃなくて、でこぼこ。きみが想像する脳だってきっとそうだよね。実際そのとおりで、脳の表面には細かいしわがたくさんある。そう、脳は「しわしわ」なんだ。なぜかって？　しわを寄せると、そのぶん表面積を広くできるから。考えてごらん。脳は頭蓋骨に守られている。硬い骨に力を加えて空間を広げるのは無理だ。つまり脳が入る場所の大きさは変えられない。だけど、脳のほうにしわをつければ、面積をかせぐことができる。わかるかな？　紙が1枚あって、そのままだとポケットには入らない大きさでも、くしゃくしゃに丸めると入るよね。それと同じこと。人のからだってよくできてる。ところで、脳のしわをきれいに全部のばしたらどのくらいの広さになると思う？　これが**新聞紙**1ページくらいなんだよ。新聞紙がそのまま入る大きさの頭を考えると、ちょっとこわいけど……。

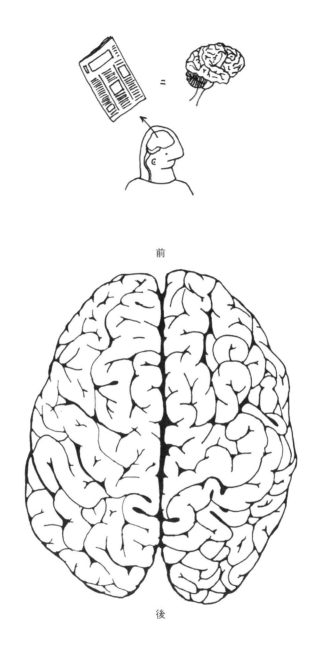

前

後

大脳半球を上からのぞくと…

脳大陸の地図

　地球の大陸のように、大脳皮質もいくつかの領域に分けることができて、ひとつひとつの領域のことを**脳葉**（または**葉**）と呼ぶ。たとえば前頭葉は、（もちろん！）脳の前側にある。おでこの裏あたりだよ。後頭葉というところもあって、これは脳の後ろ側。ほかには頭頂葉と側頭葉がある。それぞれの脳葉がどんな機能をもっているかは、あとの章でくわしく見ていこう。

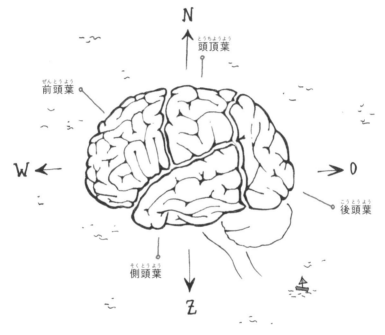

白質

　白質っていう言葉はさっきちらっと出たね。そう、脳の組織の呼び方で、灰白質とペアになっていた。脳の白質は大脳皮質、つまり灰白質の内側にあって、ニューロンからのびる**神経線維**（え？　何それ？──すぐ説明するから続けて読んで！）が集まっている。ほとんどの神経線維はさやのよ

うな膜（髄鞘という）にくるまれているんだけど、この膜は脂質を多く含んでいるから白っぽく見える。

　ニューロンは、こんなふうに神経線維が張りめぐらされているところで、ほかのニューロンと情報をやりとりしている。このあと見ていくように、ニューロンにはいくつかの種類がある。たとえば運動神経の神経線維は脳から首を通って脊髄にのび、手足の皮膚や筋肉までつながっている。おかげで脳の情報がからだのすみずみまで送られるというわけ。たとえばサッカーをするなら、うまくボールをキックできるように脳が足に指令を出しているんだね。でも、逆にからだのほうから脳へ信号が送られることもある。ろうそくに火をつけようとしてやけどしそうになったら――きみの皮膚のセンサーが危険を察知して、それを脳に伝える。だから痛みを感じて（アチッ！）、脳は腕や手の筋肉に「引っこめろ」と命令できるんだ（フウ！）。

長い

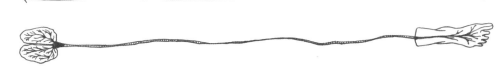

最長の神経線維

　夏の海で、砂浜をかけおりて水に飛び込もうとしたこと、きみはあるかな？　はだしになって、いざ走ろうとすると――（また）**アチッ！　アチッ！**　ひょこひょこ、よたよたしながらなんとか波打ち際にたどり着いて、じりじりする足を冷ます。これでわかるのは、はだしで走るのは意外とたいへんだということだけじゃない。そう、神経線維は足の裏にも通っているということだね。人間のからだでいちばん長い神経線維は１m以上もあるんだよ。

つながる神経線維

　ニューロンと神経線維。これはどんなはたらきをしていると思う？　ひとつのニューロンは、細胞体がひとつと、そこからのびる何本かの神経線維からなる。細胞体は言ってみればニューロンの頭とおなか、神経線維は手足だ。図にあるように、**ニューロン**の細胞体は細胞核をもっている。ニューロンが機能するために必要な器官は、すべてこの細胞体の中に入っているんだ。

　さて、神経線維には2種類ある。細長く、脂質が多いために白っぽく見える線維のことはもう知っているよね。この神経線維は**軸索**という名前で、

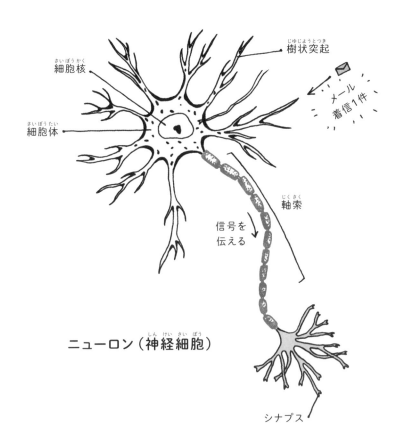

ニューロン（**神経細胞**）

ひとつのニューロンからほかのニューロンに信号を送っている。脳の中の連絡係というか、郵便屋さんみたいなものかな。脂質が多いさやのような膜のおかげで、信号はものすごく速く伝わる。スピード配達だけど、ここは本物の郵便配達とはちょっと違うかも（人間は「脂質が多い」と逆に仕事がゆっくりになりそうじゃない？）。

　もうひとつのタイプの神経線維は、**樹状突起**と呼ばれる。木の枝のようなかたちで、ほかのニューロンの軸索から情報を受けとって、それを細胞体に伝えている。つまり、樹状突起＝入力、軸索＝出力。ね、脳ってけっこうフクザツだと思わない？

ニューロンとニューロンとニューロン

　さて、ニューロンの見た目がどんなものか（だいたい）わかったところで、その**種類**について考えてみよう。ニューロンには、大きく分けて4つのタイプがある。①受容体ニューロン、②感覚ニューロン、③運動ニューロン、④介在ニューロンだ。

　受容体ニューロンは、さまざまな情報を受けとるセンサーだ。温度（足の裏に感じる砂の熱さとか）、光、痛みや圧力は、まず受容体ニューロンが受けとめて、脳が理解できるメッセージに変換される。脳は賢いけれど、ちょっとがんこなところもあって、決まったかたちでないと受けとってくれないからね。「足の裏がむちゃくちゃ熱い！　なんとかして！」とか「ＳＯＳ、やけどしちゃった！」なら大丈夫。こんな受容体ニューロンのメッセージを実際に脳に届けるのは、2番目の**感覚ニューロン**（知覚ニューロンともいう）の仕事だよ。

　3番目のタイプ、**運動ニューロン**は、脳の指令（そうなんだ、脳がいちばん偉いんだ）を筋肉や皮膚、臓器などに伝える。上の例を続けると、「急いで海へ入れ！」「さっさと指を引っこめろ！　このどじ！」というところかな。

4番目の介在ニューロンは、異なる種類のニューロンを連絡するはたらきをもっている。「介在」とは2つのものの間にあるという意味で、感覚ニューロンと運動ニューロンが結びつくとき、その間にあるニューロンのことを指してこう呼ぶんだよ。

頭の中の電気

　ニューロンは、軸索と樹状突起を通じて情報の受け渡しをしている。ニューロンからほかのニューロンへは**電気信号**で情報がやりとりされていて、これが起こるニューロンのつなぎ目の部分を**シナプス**という。信号は、細胞から細胞へと波のように伝わっていく。ひとつひとつの波が大きくて、その回数が多いほど、実際に情報が伝達される確率が高くなるんだ。脳は、受けとる信号を全部そのまま流しているわけじゃない。それだと入ってくる情報が多すぎて混乱してしまう。だから、電気信号の波にはある程度の強さが必要で、最低ラインを超える信号が流れると、はじめてニューロンは「刺激され」（言ってみればくすぐられ）て、情報が入ってくるようになっている。信号が強くないときは、ニューロンも反応しないんだ。

頭の中の化学

　というわけで、きみの頭の中には電気が流れている。でもそれだけではなくて、**化学反応**も起こっている。じつは、異なるニューロン同士がつながっている軸索（出力側）と樹状突起（入力側）の間には、ごくごく、ごくわずかにすき間があいている。20nm（0.00000002m）だからものすごくせまいけど、電気信号はこのすき間を通れない。そこで脳はどうするか。化学物質を使って次の細胞に情報を伝えているんだ。アタマいいよね。この化学物質（**神経伝達物質**という）は、軸索の末端で小さな袋のようなものに入っている。カプセルトイ（ガチャガチャ）のカプセルみたいにたく

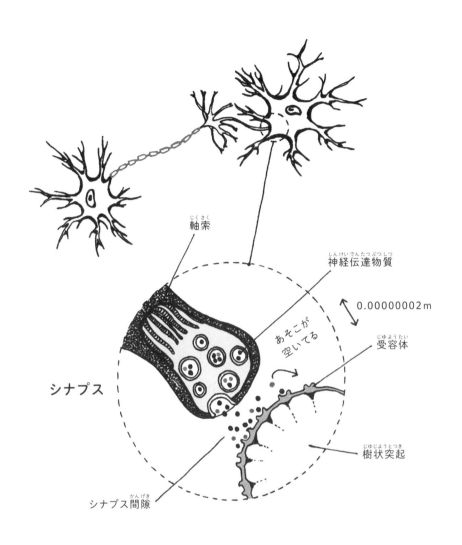

軸索(じくさく)

神経伝達物質(しんけいでんたつぶっしつ)

0.00000002m

あそこが
空いてる

受容体(じゅようたい)

シナプス

樹状突起(じゅじょうとっき)

シナプス間隙(かんげき)

さん詰(つ)め込(こ)まれているんだよ。そこに電気信号が届くと、この物質が放出されて0.00000002mの「川」を渡る。そして向こう岸に着いたら、ピタッとはまる場所、決まった受け入れ先を探す。放出される神経伝達物質にはそれぞれに決まった受け入れ先、つまり対応する「受容体」があるんだ。錠前(じょうまえ)と鍵(かぎ)の関係と同じだって言えばわかりやすいかな。どんな鍵穴にも合う鍵なんてふつうありえないし、そうでないと困ったことになるからね。

伝達物質のいろいろ

　伝達物質にはたくさんの種類がある。ニューロンを伝わる電気信号を強めるはたらきをもつ物質があって、これは興奮性伝達物質と呼ばれる。ところがこれとはまったく逆のはたらき、つまり信号にブレーキをかけるような伝達物質もあるよ。どちらがいいという話ではなくて、どちらも必要で、両方のバランスが保たれていることがだいじなんだ。このあたりの調整がうまくいかないと、からだの調子が悪くなることだってある。薬を飲んだせいで神経伝達物質のバランスがおかしくなることもあるんだよ。人間の神経伝達物質は、これまでにわかっているだけで100種類以上。でも実際にはもっとあると考えられている。おもな神経伝達物質の中で、ドーパミンとセロトニンについてはあとで見ていくよ。

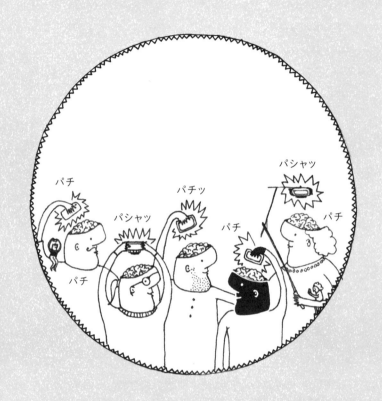

頭の中には
何がある？

歴史（ちょっとだけ）

　脳はスーパーコンピューターで、人間はそんな脳を使って見たり考えたりしている。これはわりと新しい考え方だ。脳は頭蓋骨の「詰め物」で、大切なのは心臓だ——そういう時代がずいぶん長く続いたからね。たとえば**古代エジプトの人々**は、ミイラを作るときに脳をできるだけ取り除いた。脳は単なる「お荷物」だと考えられていたんだよ。

　脳はそんなにだいじなものじゃないと思われていたわけだけど、何かがあると気がついた人は大昔にもいたらしい。紀元前17世紀に軍隊づきの医者がパピルスに書いた記録が残っている。頭に傷を負った兵士２人のからだがぶるぶると震えだし、言葉を発することができなくなってしまった様子（たぶん「てんかん」の発作）の描写で、ある症状と脳の損傷を関連づけた文書としてはいちばん古いものだ。しかもこのパピルスはヒエログリフという古代エジプトの文字で書かれていて、「脳」を表す字がわかったんだよ。

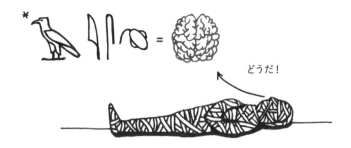

＊ヒエログリフ

紀元前6世紀か5世紀頃になって、ギリシャの医者で**クロトンのアルクマイオン**（ここではアルクと呼ばせてもらおうか）という人が、ようやく人間の精神は脳にあると推測した。アルクは、すべての感覚は神経で脳とつながっているのだから、知覚と感覚は脳の中にあると考えた。それどころか、脳に問題があれば感覚のはたらきもおかしくなるはずだとまで言ったんだ。やるじゃないかアルク！

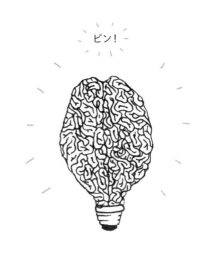
ピン！

　パピルスの記録やアルクの鋭い思いつきがあったのに、歴史の流れのなかで脳についての誤解はかなり多かった。有名な学者の思い違いもある。たとえばギリシャの哲学者**アリストテレス**。彼は人間のこころは心臓にあると思っていた。エジプト人と同じだね。アリストテレスに言わせれば、脳は（熱くなった）血液を冷ます装置だった。頭にはエアコンみたいなものが入っている、というわけ。そして、人間が動物よりも頭がよく、筋の通った理由づけができるのはこのエアコンのおかげだとも言ったんだよ。人間の脳はほかの動物よりも大きくて、血液をうまく冷やすことができるから……。アリストテレスはとても頭がよかったことで有名だけど、これはどう考えても（かなり）ずれている。天才中の天才でも、こんなふうにまちがうことはあるんだね。

　ギリシャ人は人間のからだを神聖なものだと考えていたから、人体を解剖して脳を調べることはしなかった。だけど、**ガレノス**というギリシャ人の解剖学者は、ヒツジやブタなど、さまざまな動物の脳を解剖して、そこから脳の中でも感情に関係しているのは大脳ではないかと想像した。なぜ

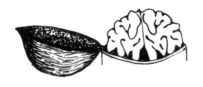

頭蓋骨（ずがいこつ）と脳
クルミの殻（から）と実に
そっくり……

かって？　大脳は「やわらかい」から。一方で「かたい」小脳は、筋肉を
コントロールしていると考えたんだ。ほかにもガレノスは、脳が機能する
のは動物の魂（たましい）が脳に入ってくるからだという考えまでもっていた。これは
とても信じられないというか、無理があるよね（自分の脳をコントロール
しに頭に入ってくる動物をめいめい選べるとしたら、それはそれで楽しい
だろうけど）。まあ、ガレノスの理論にはこんなふうにちょっとおかしな
ところもあった。それでも彼の研究は、脳はもちろん、脳に向かってのび
ているいくつもの神経の構造をはじめて調べたという点で、ものすごく価
値がある。

　人間の脳を実際に解剖して観察できるようになったのは、もっと歴史が
下ってからのこと。13〜14世紀に入ると、解剖学の本が出版されはじめる。
ほとんどはイタリアの医学者が書いたものだった。

　16世紀、ベルギーのブリュッセルに、**アンドレアス・ヴェサリウス**とい
う優秀（ゆうしゅう）な医者がいた。本名はアンドリース・ファン・ウェーゼルといった
んだけど、かっこいいラテン語の名前と、どうってことないオランダ語の
名前、どっちかを選ぶとしたら、答えは決まっているよね。ヴェサリウス
は人間のからだにすごく興味をもっていて、たくさんの死体を解剖した。
これだけ聞くとけっこう気味が悪いね（まあ、実際そうなんだけど）。で

も、ヴェサリウスはとても精密な解剖図を描き、その解説文も書いて、完成した本を出版した。この参考書はいまでも使われているくらいだよ。だからヴェサリウスはよく「解剖学の父」と呼ばれる。脳の研究についても影響力は大きい。

　もう1人、有名な研究者の名前をあげておこう。ポール・ブローカ、19世紀のフランスの科学者で、脳の中で言語の機能を担う領域を突き止めたことで特に有名だ。この小さな領域は左大脳半球の前側にあって、彼にちなんで**ブローカ野**という名前がついている。ブローカは、口を動かして言葉を発することが難しい患者さんは、必ずここに損傷があることを発見したんだ。

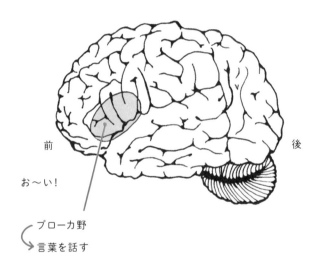

前　　　　　　　　　　　　　　　後

お〜い！

↳ ブローカ野
　言葉を話す

　これは、神経科学（人間の脳と神経のしくみを研究する学問）の分野での大発見だった。特定のからだの機能を担当する脳の領域は決まっていることが示されたわけだ。オーケストラにいろんな楽器の演奏家が集まるようなものだね。管楽器、弦楽器、打楽器……音楽家はそれぞれ自分のパートを演奏するけど、同時に美しいハーモニーを目指して全員が協力する。

脳で起こっているのも同じことなんだ。これから取り上げるのは、脳のオーケストラといろんな「楽器」の話だと言ってもかまわない。でもその前に、ひとつ考えてみよう。脳を見るって、いったいどうやるんだろう？

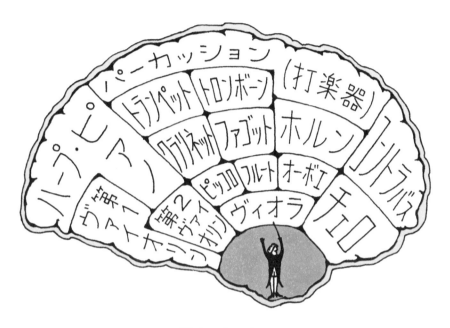

脳オーケストラ

脳を調べる

脳の写真は見たことがあるかな？　もしきみが病院で脳の写真を撮られたことがあれば、わかるよね。そう、白黒で、頭を縦半分に割ったようなやつ。

脳の写真を撮ることは、長いあいだ無理だった。問題はもちろん頭蓋骨。頭蓋骨をどうにかして開ける方法（……ファスナーとか？）があればよか

ったけど、そんなふうにはなっていないしね。新しい技術が開発されて、ファスナーや斧やのこぎりを使わずに頭蓋骨の中にある脳を調べられるようになったのは、20世紀に入ってからだ。頭蓋骨を通して脳の写真を撮るには、いくつか方法があるよ。

1つめはＣＴスキャンとかＣＡＴスキャンと呼ばれる方法。残念ながらネコのＣＡＴとはまったく関係がなくて、「コンピューターＸ線（体軸）断層撮影」Computerized（Axial）Tomography を省略した言い方だ。

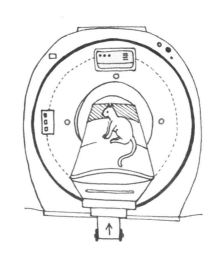

CAT-SCAN

ネコのスキャン
じゃありません…

ニャアアァ〜ン

ZZZ

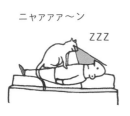

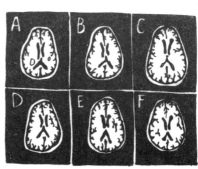

こんな難しい用語は覚えなくていいよ。どんなものかというと、異なる角度から数mmごとに細かく脳の画像を作っていくんだ。だから写真を撮られる患者さんは、薄くスライスされるわけ。もちろん実際に薄切りにされてしまうわけではなくて、装置の中でそんなふうに処理されるという意味だけど（きみがＣＴスキャンは絶対にいやだ！と言わないように念のため）。このスライス画像をつなぎ合わせると、脳の状態が３Ｄ（３次元）で見られるようになる。そこで、お医者さんが脳に異常はないか、出血しているところや腫瘍などがあるかないかを確認するんだ。問題がわかれば、治療の方法を考えることができるからね。

　このほかに、ＭＲ（磁気共鳴）という技術を使う方法もある。**ＭＲＩスキャン**といって、大きくて強い磁石でできた細長い筒のような機械に患者さんのからだを入れて写真を撮るんだ。脳の細かい部分までよく見えるから、たとえば何週間かおきにこのスキャンをすれば、腫瘍が大きくなるスピードがわかる。また、この技術を使えば、あることをするためには脳のどの部位が必要かを調べることもできる。これは**ファンクショナルＭＲＩ**（ｆＭＲＩ、磁気共鳴機能画像法）と呼ばれる方法で、最近とてもよく使われるようになった。何か（指を動かしたり、本を読んだり、好きな音楽を聞いたり……）しているときに脳のどの場所が活動しているか、それを観察するのはすごくおもしろいよ。脳とそのはたらきをもっとよく知るための研究はこんなふうに進んでいるんだ。

　３つめは**ＰＥＴスキャン**（陽電子放出断層画像法、Positron Emission Tomographyの略）。予想どおりこれも動物のＰＥＴとは関係なくて（脳の中をのぞきにいけるペットなんていたら絶対ほしいけどね！）、患者さんにやっぱりトンネルに入ってもらって写真を撮る方法だ。ただ、今度は磁石のかわりに放射性の物質を使う。本当だよ。ＰＥＴでは、患者さんにあらかじめ決まった**放射性物質**を注射するんだ。ほんの少しの量でも、放射

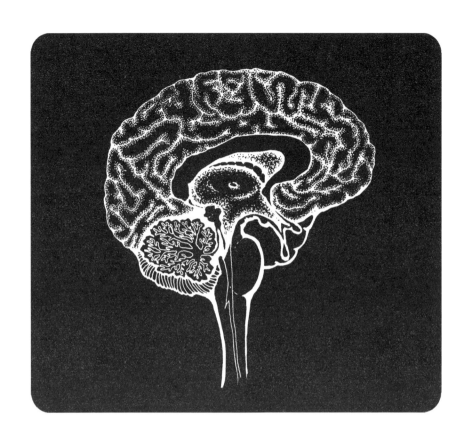

性物質はスキャナーに通すと光って見えるから、血液の中のこの物質を追っていけば、どうやって脳まで移動するかがわかる。それに、脳の領域で入ってくる血液の量が多い（つまり活動している）場所や、逆に血液が少ない（あまり活動していない）場所もはっきりする。何かの病気や腫瘍があると、血液が流れる量が少なくなることもあるんだよ。

　ロボットになった気分を味わいたい？　それならＥＥＧ（脳波、Electro-encephalogram）をとってもらうといいかもしれないよ。これは頭皮から脳の電気活動を測定する検査のこと。センサーがついた帽子（見た目はカッコ悪い水泳帽みたいなの）をかぶらされて、電気活動を記録していく。

すると、脳の状態によっていろんな波がモニターに表示されるんだ。たとえばこんなかんじ。「つまんなーい、ねむたくなってきた……」→うとうと（シータ波）「へえ、この本おもしろいなぁ」→のびのび・ゆったり（アルファ波）「こんなおもしろい本読んだことない、一気読みしちゃいたい」→わくわく（ベータ波）「ＺｚｚｚＺｚｚｚ」→ぐうぐう（デルタ波）。

　さあ、脳を見る方法はこれでわかったよね。ここからいよいよ脳の中に入っていくよ。脳のどこがどんなことをしているか。脳工場で解剖学の勉強だ！

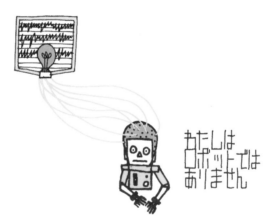

わたしはロボットではありません

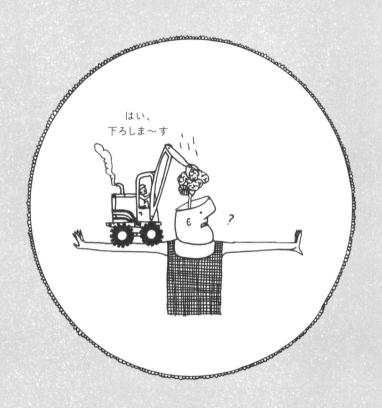

脳工場

抜群のチームワーク

第1章で見たように、脳はいくつもの部位からできていて、それぞれ決まった役割や機能をもっている。これは、脳に損傷（ダメージ）のある人たちを調べていくなかでわかったことだ。同じ場所に損傷がある患者さんは、たとえば意味不明の言葉をしゃべるとか、共通する症状がみられたんだ。それに、脳を見る技術が発達して、ｆＭＲＩなどを使えば、特定の脳の活動がどこで起こっているかを調べられるようになったことも大きい。脳には場所によって役割分担がある。それは確かだけど、その場所ひとつひとつを足し合わせても脳の全体になるわけじゃない。それぞれの部位が影響を及ぼしあっていることで、脳は単なる部分の寄せ集め以上の力を発揮できるというわけ。脳内の**チームワーク**は本当にすごいんだ。

第2章では脳の部分のはたらきをオーケストラにたとえたけれど、（音楽はどうも……という読者のために）ここではサッカーのチームにたとえてみよう。1チームを構成する11人は、それぞれ自分の役割をもっている。ゴールキーパー、ディフェンス、オフェンス。キーパーはともかく、ふつう守備（ディフェンス）や攻撃（オフェンス）には複数の選手が配置される。たとえばディフェンスが3人というと、11人の選手のうち3人が守備担当という意味だね。じつ

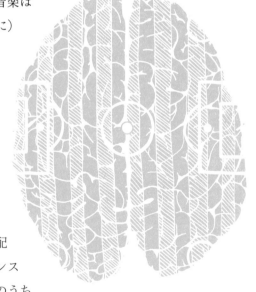

脳サッカーピッチ

は脳で起こっていることもこれに近いんだ。たとえばきみが言葉を理解して話すときには、20以上の脳の領域が一緒になってはたらいている。見るという動作なら、30もの領域が色やかたち、大きさ、動きといった情報を処理しているんだよ。

　サッカーチームの比喩をもう少し続けようか。もしどの選手も自分が受けもつ役割のことしか考えず、おたがいに協力しないとしたら、そんなチームが勝つ見込みはあまりないかも。試合でよい結果を出すには、選手は各自に与えられた役割をきちんとこなしたうえで、力を合わせないといけない。脳のはたらきにもあてはまる考え方だよ。もし試合中に誰か1人がレッドカードで退場となっても、それで勝ち負けが決まるわけじゃないよね。ピッチに残った選手はたいへんだけど、試合を投げ出すことはないし、（見事なチームプレーを展開できれば）勝てるかもしれない。じつは脳でも同じなんだ。たとえば軽い脳の損傷が1つなら、その場所の役割はほかの部位で肩代わりできる。でも損傷の程度が重いときや、軽度の損傷がいくつもあるときには、試合で複数の選手が退場処分になったり、負傷したりした場合と同じように、動ける選手がいくらがんばったとしても思うようにはならない。サッカーと脳。意外な共通点があるんだね。

大脳半球

　大脳は脳のおよそ85％を占めるいちばん大きい部分だからその名前がついた。このあたりは第1章で出てきたよね。大脳は大脳皮質におおわれていて、この大脳皮質は灰白質の層だった。脳の表面はでこぼこで、面積を大きくするためにしわがたくさんあるけど、このしわがなくてつるんとしたかたちだったら、脳の面積は新聞紙1ページくらいだってことは覚えているかな？　ところで、大脳は、**左右一対の半球状のかたまり（大脳半球**）からなっている。地球の北半球と南半球みたいなものだ。左右の大脳半球をつなぐ部分は脳梁と呼ばれる。

脳が左右に分かれている理由ははっきりわかっていない。だけど、大脳半球がそれぞれに異なる機能を受けもっていることは知られている。一般に、左半球（左脳）は主に**論理的思考**にかかわり、右半球（右脳）は**創造的な活動**をつかさどるといわれている。それと、ある機能について果たす役割が大脳半球の間で異なっていて、一方の側が優れているとき、ちょっと偉そうにしている（優位に立っている）ほうを「優位半球」と呼ぶ。たとえば、右利きの人と左利きの人では優位半球が違う。左脳と右脳は情報交換をして協力しているわけだけど、そこでは必ずどちらかが主となってはたらいているんだ。大脳はさらにいくつかの脳葉に区分されていたね。これは世界の大陸に見立てることができそうだ。脳をめぐる「世界一周の旅」——ぜひ一緒に回ってみよう。

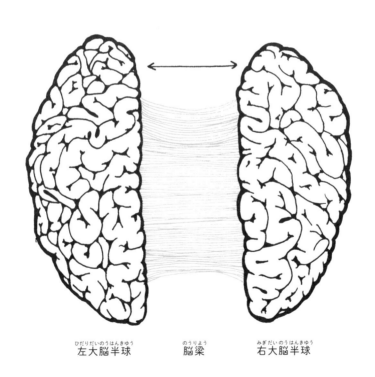

左大脳半球　　　脳梁　　　右大脳半球

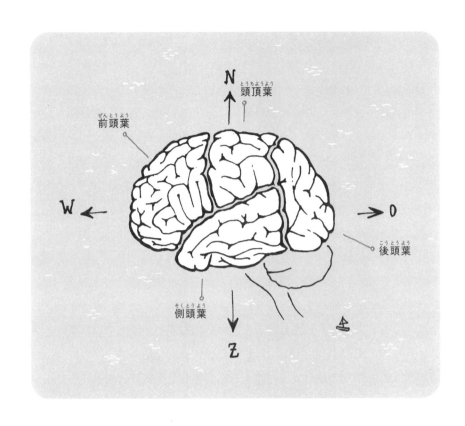

1つめの大陸　正面カラ突撃セヨ

　さて、最初の目的地は**前頭葉**だ。
名前から想像できるように、この
部分は脳の前側、額のあたりにあ
る。手のひらを（熱があるか確か
めるときのように）額にあてると、
手でおおわれたところがだいたい
前頭葉の位置になるよ。この脳葉

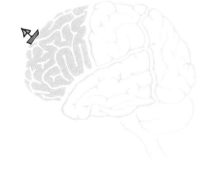

は、運動をするときや、ややこしい計算問題を解くとか、難しいことを考えるときに重要だ。

　前頭葉にはひとつかなり特殊な部位がある。その役目は、深く考えずに無茶な行動をとらないように調整すること。高いところから飛び降りたり、左右を確認せずに道を渡ったり"しない"のはこのおかげなので、とても大切な場所だ。ところが、思春期に入るとここが少し変わってしまう。10代の若者、なかでも男子に向こう見ずな行動が増えるのは、まさにこの変化のためなんだ（このへんはまたあとのお楽しみということで……）。

　前頭葉は衝動を制御するから、人の人格はある程度までこの領域で決定されるともいわれている。実際、前頭葉に腫瘍ができると、人格に変化が現れることが多い。とても温厚で感じのよい人が無愛想になったり、それどころか意地悪な態度をとるようになる場合もある。これは本人にはどうしようもないことで、残念と言うほかない。前頭葉の損傷では、**フィニアス・ゲージ**の事件が特に有名だ。フィニアスは19世紀のアメリカで鉄道建設の作業員をしていたとき、仕事中の爆発事故で太い鉄の棒が頭を貫通するという大けがを負った。奇跡的に命は助かったものの、事故後の彼は攻撃的でやっかいな男に変わってしまったそうだ。前頭葉のニューロンに攻撃行動を抑制するはたらきがあることは、マウスを使った実験で確かめられている。基本的な脳のしくみは人間にも共通するところがあるから、人間の攻撃性についても研究が進むはずだよ。

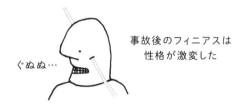

ぐぬぬ…

事故後のフィニアスは
性格が激変した

2つめの大陸　トーチョーとかナントカ

頭頂葉は前頭葉のすぐ後ろ側、額からすると上のほうにある。この領域は、主に皮膚への刺激、つまり体性感覚といわれるものの処理にかかわっている。何かに触れたときの感覚や温度（冷たい～ブルブル、熱い～フウフウ）、痛み（アイタッ！）などはすべてこの頭頂葉の大脳皮質で処理される。筋肉や関節からの情報もここに集まってくるんだよ。

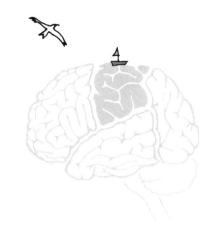

ところで、ある**刺激**を受けたとき、からだ中どこでも同じような強さでそれを感じるわけじゃない。だから、刺激を受けた場所によって頭頂葉の反応も変わってくる。たとえば舌と唇、それから手は、接触に対してすごく敏感だけど、足や背中の感覚は逆にずっと鈍い。これは自分でも簡単に確かめられるよ。つまようじ2本で同時に舌に触れてごらん（けがをしないように気をつけて）。ようじの先がほんの1㎜しか離れていなくても、2本あることがわかるはず。1㎜のすき間はものすごくせまいのに、1本しかないようには感じないんだ。今度はそのようじ2本を指先にあててみよう。先っぽが2つだと感じられるのは、すき間が3～8㎜くらいになってからじゃないかな（人によって多少違うかも）。同じことを背中でやってみると、ようじが1本でなく2本だとわかる距離はもっと広がって、36～75㎜くらいになると思う。きみはどう？

からだの場所によって感度が違うという考え方をよく表しているのが、**ホムンクルス**と名づけられた「こびと」の図だ。ホムンクルスの体つきは

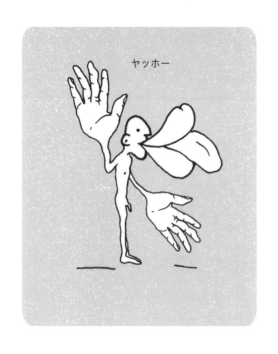

ヤッホー

変だけど、これはからだの部位（舌、指先、背中……）の大きさをその感度に対応させているからなんだ。つまり、鋭敏な感覚をもつ部位ほど大きく描かれているというわけ。頭頂葉で体性感覚を処理する領域に住んでいると考えられていて、「感覚野のホムンクルス」とも呼ばれる。

じつはもうひとり、「運動野のホムンクルス」もいる。こっちは前頭葉で運動をあつかう領域に住んでいて、繊細な動きができる部位が大きく表現されている。「感覚野のホムンクルス」は大きな手をしているけれど、「運動野のホムンクルス」の手はもっと大きい。これは人間の手の特徴で、手を細かく器用に使えるからなんだ。ほかの動物には無理なことで、人間のような手の動かし方はサルにもできない。

頭頂葉には、刺激の処理以外に**言語**にかかわる部位もある。前の章で脳研究の歴史を振り返ったときに、ポール・ブローカという人の話をしたよね。前頭葉の領域のひとつにその名前がつけられている学者だった。このブローカ野は声を出して話すときに重要な領域で、舌や唇、口を正しく動かして言葉を発する機能を担っている。だから、**ブローカ野**に何らかの障害があると、つっかえずに話すことができなくなってしまうんだ。聞いたことはちゃんとわかるのに、自分で話そうとするとなかなか言葉が出てこない。「運動性失語」と呼ばれる症状だ。

脳の言語中枢はもうひとつあって、こちらはドイツの医師カール・ウェルニッケにちなんで**ウェルニッケ野**という名前がついている。この領域は頭頂葉（大陸2：いまいるところ）と側頭葉（大陸3：このあと向かうところ）が接する場所に位置している。ブローカ野とは違って、ウェルニッケ野は言語の理解に重要なはたらきをしている。ウェルニッケ野を損傷すると、すらすらと話すことはできても、しゃべっている言葉は意味不明で、聞いていても話の意味が通らない。このような症状は「感覚性失語」と呼ばれている。

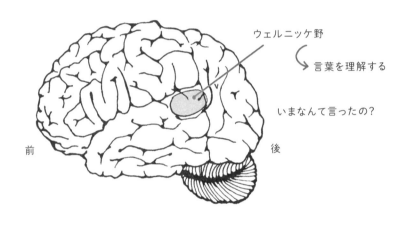

ウェルニッケ野

言葉を理解する

いまなんて言ったの？

前　　　　　　　　　　　　　　　　　後

　接触の感覚と言語がつながっていることを示す例として、**皮膚書字覚**を考えてみよう。漢字から意味はわかるかな？　これは皮膚に書かれた文字を触覚だけで認識できる感覚のことなんだ。誰かの腕か背中に（顔でもかまわないけど）指で文字を書いて、書かれた人は何が書かれたかをあてる遊びがあるよね。ちょっとやってみてごらん。もちろんこっそり見るようなズルはだめだよ。どう？　皮膚書字覚は確認できた？　じつはこの「超能力」は脳のおかげ、もっと言えば頭頂葉のはたらきで成り立っている感覚なんだ。

3つめの大陸　こめかみってどこのこと?

　さて、旅も中盤、3つめの大陸
まで来たよ。**側頭葉**があるのはこ
めかみの奥、目のわきから耳の後
ろあたりまでだ。両方の耳に手を
かぶせるようにしてごらん。そう
すると側頭葉をおさえているかん
じになる。

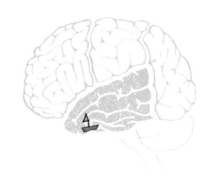

　側頭葉は耳の後ろにあるわけだけど、実際に聴覚の処理で重要なはたら
きをしている。耳がとらえた音は電気信号に変換されて脳に伝わり、この
信号が側頭葉で変換されて意味のある「音」になる。聞いて楽しい音(友
達とわいわいがやがや、好きな曲、鳥の鳴き声)もあれば、あまり楽しく
ない音(お父さんお母さんのがみがみ声、長くて退屈な曲、騒音)もある
よね。どっちにしてもこの処理は全部、側頭葉で起こっているんだよ。

　側頭葉には記憶中枢もある。**海馬**と呼ばれる部位がそれで、かたちがタ
ツノオトシゴ(別名「海馬」)に似ているのでこの名前がついた。といっ
ても、あくまでかたちが似ているだけで、この組織は海にも馬にもタツノ
オトシゴにも関係ないんだけどね。海馬は左右の大脳半球にひとつずつ、
つまり脳全体では2つある。

　海馬は記憶にかかわっているわけだけど、記憶には**短期記憶**(短い時間
だけ覚えている記憶)と長期記憶(長いあいだ続く記憶)がある。短期記
憶は、たとえば今朝パンにチョコクリームをぬって食べたと覚えているこ
と。いくらきみがチョコクリーム好きでも、ある日の朝ごはんのことなん
て、2年たったらもう忘れているよね。だけど、5歳のときにお父さんお

母さんとスペインに旅行したことは、何年も前の話なのにまだ覚えているし、たぶんこの先もきっと忘れない。こんな記憶を**長期記憶**という。海馬は短期記憶を長期記憶にするか選別したり、長期記憶にする記憶を大脳に送って保存するはたらきをもっている。アルツハイマー病などの病気になると長期記憶も忘れてしまうことがあるんだけど、このへんはまたあとで。

　じつは、記憶にはいろんな種類がある。短期記憶と長期記憶というのはいちばん大きな分け方で、細かく分けていくと256種類にもなるんだって。

　海馬は**方向感覚**にも関係がある。方向感覚ってわかるよね、Aの場所からBの場所にまちがいなく行ける能力のこと。たとえばチャイムが鳴って教室に戻るときは、海馬がはたらいてくれている（はたらかなくていい、

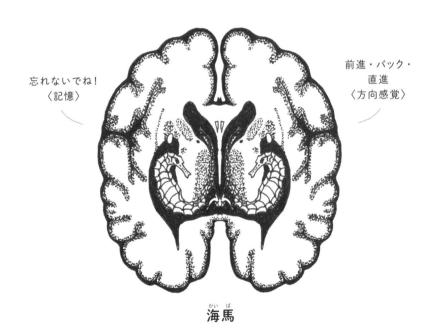

忘れないでね！
〈記憶〉

前進・バック・
直進
〈方向感覚〉

海馬

教室が見つけられないほうがいいって思うかもしれないけど）。きみが道に迷わないのは、だから海馬のおかげなんだ。

いや、ここは道に「迷わない」より「"そう簡単には"迷わない」かな。海馬はカーナビみたいなもの。しかも訓練すれば大きくなるらしい。これは、ロンドンでタクシーの運転手を目指す人たちを調べた研究からわかったことだ。ロンドンでタクシーの運転手になるのはすごくたいへんだ。試験のために市内の道路や建物を全部暗記しないといけなくて、それこそ何年もかけて勉強することになる。行ったことがあるかもしれないけど、ロンドンはすごく大きな街で、道路（25000もあるんだよ！）はとんでもなく入り組んでいる。この研究では、脳のスキャンを2回撮って結果を比較した。試験勉強をはじめる前と、25000の道路をしっかり頭に入れ、試験に合格したあと。すると、勉強のあとでは海馬が大きくなっていたんだよ。

4つめの大陸　頭の後ろの目

脳の旅、最後の上陸地は**後頭葉**だ。この名前もその位置からつけられた。片手を頭の後ろにあてると、手のひらの真ん中に骨のでっぱりを感じるんじゃないかな。後頭葉はそのあたりにある。4つある脳葉の中ではいちばん小さいけど、**ものを見る**ことについてとても重要なはたらきをしている。目に入った刺激は、すべて後頭葉に送られる。刺激を受けとめるのは目だけど、そこから意味を引き出す、つまり何を見ているかわかるようにするのは脳の仕事だ。きみはいま、この本の文字を目で見ている。でも実際に読むこと（と、もちろん理解すること）は脳がやってくれている

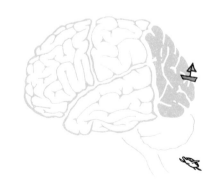

んだね。ただ、目は前にあるのに、目からの情報を処理する領域が後ろにあるのはちょっと変じゃない？　と思うかもしれない。視神経と後頭葉の間には長い白質（第1章で説明したよね。白質は情報を伝達するんだった）が束になって走っているんだけど、視覚にかかわる経路は2つある。ひとつは「見ているものが何であるか」に関する情報を伝えるもの（あれは何だろう……ケーキかな？）。もうひとつは「見ているものがどこにあるか」、つまり位置や動きの情報を伝えるものだ（あのケーキはどこにあるのかな……どうすれば手が届くかな？）。

　視覚のしくみはかなり複雑だ。ものにはいろんな色やかたちがあるし、大きさもさまざま、動いているものもあれば止まっているものもある。だから入ってくる情報の処理は、後頭葉の大脳皮質の1カ所で全部を引き受けるのではなく、いくつかの領域が分担して引き受けているんだ。たとえば運動する視覚刺激の処理に特化した領域があって、これは「V5」と呼ばれている。Vはvisual（視覚）の頭文字、5は5番目という意味だよ。ほかにV1、V2、V3、V4……もあって、それぞれの役割も決まっている。このどこかを損傷すると、場所によって異なる障害が現れるわけだ。たとえば**視覚失認**という症状が起こることがある。これは、目ではなくて、目の情報を処理する脳の領域に原因がある。つまり目そのものの機能には異常がないのに、脳のほうでどうすればいいかわからなくなっているんだね。

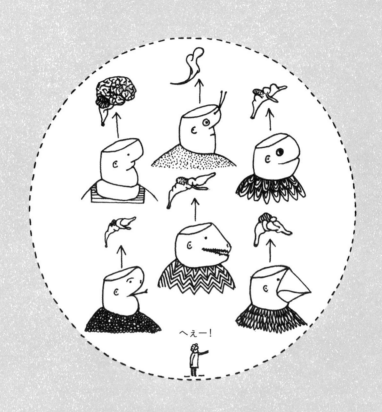

へぇー！

動物界の脳

モデル動物

　第２章に出てきたことだけど、古代ギリシャでは動物の脳を使った研究が進んだ。当時の人々は人間のからだを神聖なものと考えていたから、人体の解剖（かいぼう）はタブーだったんだね。こうしていろんな**動物**の脳のしくみが明らかになると、人間の脳についても新しい考え方が生まれてきた。実際、人間と動物の脳のメカニズムには共通点が多い。ここまで見てきたように、人間の脳にしかない特徴（とくちょう）もすごくおもしろいけど、動物の世界でもびっくりするようなことがあるんだよ。ここではそれを見ていこう。

ウミウシの記憶（きおく）

　第３章で、記憶について脳の中にあるタツノオトシゴ（そう、海馬（かいば））が果たす重要な役割を説明したよね。この章ではまた別の海の生き物に登場してもらおう。今度はウミウシ。じつは、ニューロンのしくみはどの動物でもほとんど変わらないことがわかっている。ウミウシのニューロンは、

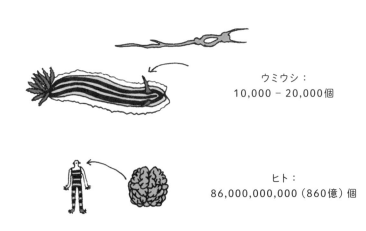

ウミウシ：
10,000 – 20,000個

ヒト：
86,000,000,000（860億）個

ニューロンの数

数は少ないけど1個1個がすごく大きい。「少ない」とはいえ1～2万個もあるんだけど、人間の脳のニューロンはおよそ860億個だから、比べるとやっぱり少ないね。ウミウシは脳の神経回路が単純なので、よく実験の材料に使われる。ちなみにこんな動物を「モデル動物」という。たとえば、記憶はどこに保存されるか。年をとると長期記憶はどう変化するか。こんなことを調べるために、ウミウシで研究が進んでいるよ。

たっぷり寝ること・寝ないこと

　眠ること、つまり**睡眠**は、ほとんどの動物に欠かせない。もちろん人間にとっても大切なものだ（第10章を見てね）。眠ってからだを休め、昼間のあらゆる刺激を処理し、エネルギーを満タンにして次の日をはじめる。でもそれだけじゃなくて、寝ることは単純にきもちよくて楽しいよね。いい夢が見られるなら特にそう（この続きも第10章で）。

　でも、眠らない動物もいるんだよ。ぐっすりは眠らない、と言うほうがいいかな。たとえば**イルカ**がそう。イルカは左右の脳半球を交互に眠らせることができる。つまり、脳半球の片方が寝ているとき、もう片方は起きているというわけ。これはイルカの目を見ればわかる。左脳半球が眠っているときは右目を、逆に右脳半球が眠っているときは左目をつむりながら泳ぐんだよ。なぜそんなことをするかって？　イルカは自分で意識して呼吸をコントロールしないといけない。息継ぎをしないとおぼれてしまうからね。人間は脳幹が呼吸を調整していて、眠っているあいだも自動的に呼吸ができるけど、イルカはそうなっていないんだ。それに、半分起きている状態だから、周囲に気をつけることもできる。サメが近くにいないか、とかね。

　サメも眠らないと長いあいだ考えられていたけど、それはまちがいだった。サメのなかには、えらで十分な酸素を取り込むために泳ぎ続けなければならない種がいる。脳を半分ずつ眠らせることができるのもこのサメな

んだ。うーん、便利なのかもしれないけど、寝るならやっぱりぐっすり寝たいよね。脳半球には同時に休んでもらおうよ。

スリープモードのイルカ

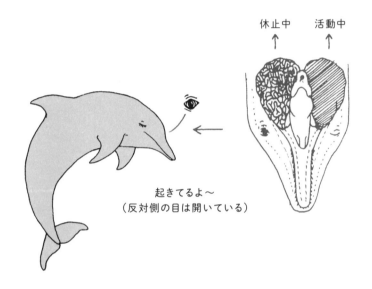

休止中　活動中

起きてるよ〜
（反対側の目は開いている）

クラゲの脳、カイコの脳

　クラゲの脳はかなり特殊だ。すごく変わっていてめずらしい。ふつうじゃない……いやじつは、クラゲには脳がないんだ。そんなことってあるの？　と思うよね。クラゲは、脳がないだけじゃなくて心臓や肺もない。大切な器官をもたずに生きていけるのは、からだ全体でそれぞれの器官の役割を果たしているからなんだ。クラゲは、体の表面で水から直接酸素を取り込める（だから息をするために肺は必要ない）し、いろんな刺激を受

けとめることもできる。つまり全身が脳とも言えるんだよ。

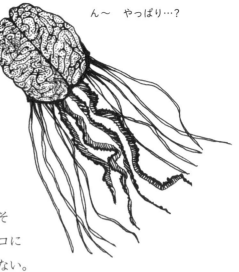

ん〜　やっぱり…?

ヒトデも脳がない生物だ。もう少し正確に言うと、人間のように独立した器官としての脳はもっていない。ヒトデは、からだ全体にニューロンが散らばっているんだ。

変わっているといえば**カイコ**もそう。クラゲやヒトデと違ってカイコには脳があるけど、それは1つじゃない。2つでもない……いくつだと思う?　なんと11もあるんだよ。

ヒルで最後にしようか。ヒルの脳は32に分かれて、しかもからだ全体に散らばっている。ちょっともういいかげんにして、ってかんじだね。

いろんな脳のサイズとかたち

脳にはいろんなかたちがあるし、大きさや重さもさまざまだ。動物のなかで脳がいちばん大きいのは**マッコウクジラ**で、その重さは8kgにもなる。2番目は**ゾウ**で5kgくらい。ヒトの脳はずっと軽くて、およそ1.5kg（よかったよね。8kgってスーパーで売っているお砂糖8袋分。そんなのを毎日頭にのせて歩くなんて……）。一方、**ネズミ**の脳はどうかというと、0.5gを切っている。1gの半分もないってこと。もちろん、ゾウやマッコウクジラはすごく大きいし、ネズミは逆にとても小さいから、こんなふうに脳の重さを比べるのはフェアじゃない。それに、脳が大きい動物ほど賢いわけでもないしね。マッコウクジラはネズミより頭がいいとか、ゾウはヒトの5倍賢いとか、そんなことは言えないんだ。それなら、からだ

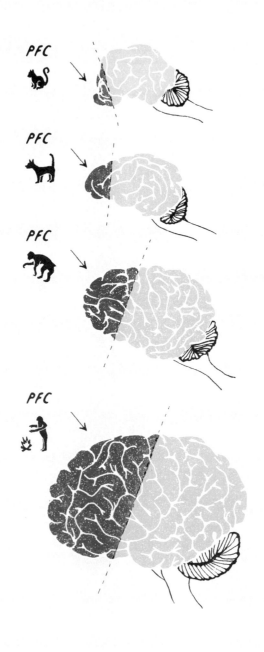

の大きさに対する脳の大きさ、つまり**比率**を考えてみようか。マッコウクジラの場合、脳の重さは体重の約０.２％になる。魚は平均0.0002％だから、マッコウクジラのほうが比率が高い。ヒトは２％くらい。でも、これでヒトが１位だと思ったなら、ちょっと待った。小さなネズミも体重に対する脳の重さを出すと２％になるよ。どうやらこのやり方も、知能の高さの基準には使えなさそうだね。

　だったら何を比べるのがいいんだろう？　脳のしわの数やニューロンの数はどうかな。第１章で説明したように、脳はしわだらけで、でこぼこがたくさんあるんだったよね。こうやって表面積を大きくして、本当なら新聞紙くらいのものを頭蓋骨の中に入れているんだった。人間の脳はおよそ**860億個のニューロン**からできていて、ニューロン同士はシナプスでつながっていることも覚えているかな？　人間の脳のこんな特徴は、どれも知能の高さに関係している。たとえば人間はしてよいことと悪いことを区別して、自分の行動をコントロールできるけど、このときに重要なはたらきをするのが前頭葉の中にある**前頭前野（ＰＦＣ）**だ。ヒトの前頭前野は、ほかの哺乳類の動物と比べてはるかによく発達していて、行動のコントロールにプラスして「動物的本能」を抑える機能ももっている。だから、ここを損傷すると抑制がきかなくなって、乱暴な態度をとるようになってしまうんだ（鉄の棒が頭を貫通する事故にあったフィニアス・ゲージの例を思い出してね）。

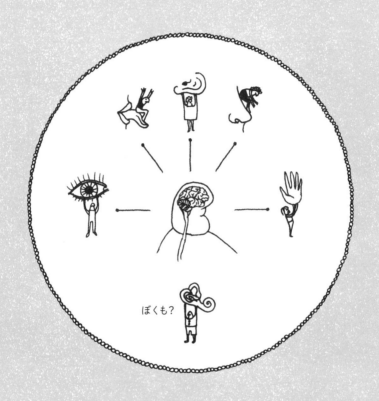

ぼくも？

聞く・見る・嗅ぐ
全部、脳でする

神経にさわる

　感覚について見ていく前に、まず少し神経に触れようか。あ、いや、神経に「さわる」んじゃなくて（とんでもない）、脳神経について説明していくよ。第1章で、ニューロン（灰色っぽくて、人間の場合860億個ある）と、ニューロンの神経線維（こっちは白く見えて、ニューロン同士を連絡している）が出てきたよね。この神経線維がまとまったものを**神経線維束**と呼ぶ。見た目もそのまま、スパゲティの束をイメージしてもらうとわかりやすいかな。1本1本の神経線維が何本もまとまって、1束の神経線維

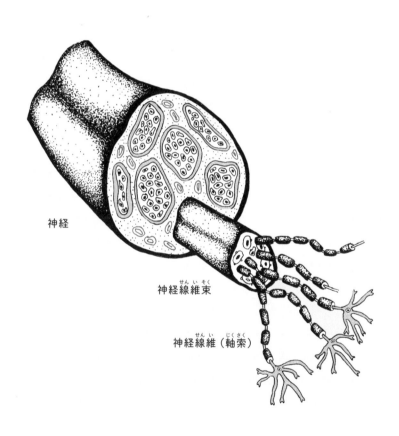

神経

神経線維束

神経線維（軸索）

束になる。こんな束がいくつも集まったものが神経だから、これはスパゲティ1袋ってとこ。もちろん神経はそんな袋よりもずっと細いけどね。

　神経はからだ全体に張りめぐらされている。きみが誰かに肩をトントンとされたとき、その刺激を受けとめるのは神経のはたらきだ。神経は、きみが誰かの肩をトントンとするときのように、刺激を送り出すこともできる。ここで、脳に入ってくる刺激と脳を出ていく刺激は、異なる種類の神経で処理されている。

　きみが感じとった刺激を処理するのは**感覚神経**（知覚神経ともいう）。一方、きみの脳から出る刺激を伝える役目は**運動神経**が担当する。運動神経は筋肉に指令を伝えて、からだが動くようにしている。自動車は動くためにエンジンが必要だよね。それと同じで、砂浜でアチッとなったら速く歩けるのは運動神経のおかげだよ。運動神経と感覚神経、両方の線維からなる神経もあって、これは混合神経と呼ばれる。

　このほかに、脳と脳幹に出入りする神経は**脳神経**、脊髄からの神経は**脊髄神経**、という分け方もある。名前はそんなに難しくないよね。

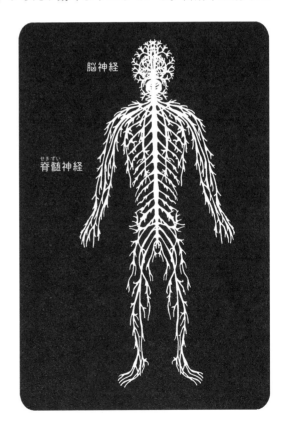

脳神経

脊髄神経

脳神経は左右あわせて12対あって、それぞれに異なる機能をもっている。いや、むしろ、はたらきがきちんと解明されている神経が12対ある、と言うべきかな。13番目の脳神経は19世紀にドイツの研究者がサメで発見して、その後ヒトにもあることが確かめられた。ところが、この神経の役割はいまのところまだよくわかっていないんだ。だから、ここではそれ以外、12対の神経について見ていこう。

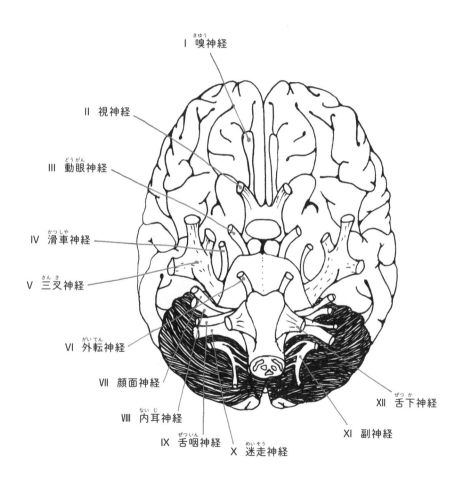

Ⅰ　嗅神経
Ⅱ　視神経
Ⅲ　動眼神経
Ⅳ　滑車神経
Ⅴ　三叉神経
Ⅵ　外転神経
Ⅶ　顔面神経
Ⅷ　内耳神経
Ⅸ　舌咽神経
Ⅹ　迷走神経
Ⅺ　副神経
Ⅻ　舌下神経

はたらきがわかっている脳神経

Ⅰ 第Ⅰ脳神経は感覚神経で、においの情報を伝える。においを嗅（か）ぐことをつかさどるので、**嗅神経（きゅうしんけい）**と呼ばれる。

Ⅱ 第Ⅱ脳神経も感覚神経で、視覚情報を伝える。**視神経**と呼ばれ、脳と目を結んでいる。

Ⅲ 第Ⅲ脳神経は運動神経。これも目にかかわっていて、**動眼神経（どうがんしんけい）**という名前がついている。目（眼球）をある方向に動かすときにはたらく神経で、目を上下に動かしてものを見たり、瞳（ひとみ）を内側に寄せたり（寄り目ってこと）、目を回転させて上のほうを見たり（難しそうだけど、じつは斜（なな）め上を見ること）できるのは、この神経のおかげなんだ。

Ⅳ 第Ⅳ脳神経は、第Ⅲ脳神経と同じく目の運動をコントロールする運動神経で、別名**滑車神経（かっしゃしんけい）**。目を下向きに回転させてものを見る（つまり斜め下を見る）ときにはたらく。

Ⅴ 第Ⅴ脳神経は混合神経で、3つの神経に枝分かれしているから**三叉神経（さんさしんけい）**と呼ばれる。この神経は顔面の感覚にかかわっている。おばあちゃんにほっぺをぎゅーっとつねられたり、チューッとされたりしたら、何をされたのかちゃんとわかるよね。あと、**アイスクリーム頭痛**（ブレインフリーズ）もこの神経のはたらきだ。アイスクリームを早く食べたり、氷水を飲んだりすると、頭がキーン！と痛くなることがあるよね。すぐおさまるけど。あれがアイスクリーム頭痛。口の中、天井のあたりに急に冷たいものが入ってきたことで三叉神経が刺激されて、この神経が温度の低下から脳を守るために血管をせまくする。温度が低くなるのはからだにとって危険なことかもしれないからこうなるんだけど、もちろんアイスクリームは危険じゃ

ないし、血管はすぐに元どおりになる。でも、短い時間に血管がせばまったり広がったりするせいで、あんなに頭が痛くなるんだよ。アイスクリームを食べるには、それなりの覚悟（かくご）が必要だってことだね。

三叉神経は、顔の感覚とアイスクリーム頭痛のほかに、咀嚼筋（そしゃく）に指令を伝えることにもかかわっている。咀嚼筋は口の中で食べ物をかみくだくはたらきをする、とても重要な筋肉だよ。スパゲティをかまずに1皿食べてごらん。ケーキやチョコレートならどう？　フライドポテトだったら……？

Ⅵ　第Ⅵ脳神経は**外転神経**といって、これも運動神経。目を外側に動かすはたらきを調節する。「外側」はもちろん眼窩（がんか）（目が入っているくぼみ）の外側のことではなくて、両方の目を一方向に動かしてものを見るという意味だ。テストで隣（となり）の子の答えを見ようとすると、そんな目つきになるよね。もしカンニングがその場で先生に見つかってしまったら、外転神経のトレーニングをしているって言ってみるといいかも。先生はきっと何のことかさっぱりわからないと思うよ。

Ⅶ　第Ⅶ脳神経も混合神経で、**顔面神経**と呼ばれる。この神経は表情筋の運動をコントロールして、さまざまな表情を作り出している。「喜怒哀楽（きどあいらく）」というけれど、人間の顔にはいろんな表情があるよね。また、この神経は唾液腺（だえきせん）の分泌（ぶんぴ）にかかわるほか、味覚（舌の前側3分の2）を感じてその情報を脳に送っている。

Ⅷ　第Ⅷ脳神経には**内耳神経**という名前がついている。平衡器官（へいこう）にのびる感覚神経で、聴覚（ちょうかく）に関係する。

脳神経

名称	種類	役割
I　嗅神経	感覚神経（感）	においを嗅ぐ
II　視神経	感覚神経（感）	ものを見る
III　動眼神経	運動神経（運）	目を動かす
IV　滑車神経	運動神経（運）	目を動かす
V　三叉神経	混合神経	（感）顔面の感覚、アイスクリーム頭痛 （運）ものをかむ筋肉に指令を送る
VI　外転神経	運動神経（運）	目を動かす
VII　顔面神経	混合神経	（感）舌で感じた味を脳に送る （運）表情筋、唾液腺
VIII　内耳神経	感覚神経（感）	音を聞く、平衡感覚
IX　舌咽神経	混合神経	（感）舌で感じた味を脳に送る （運）のど・ものを飲み込む筋肉
X　迷走神経	混合神経	（感）のど・心臓・肺・腹部内臓の感覚 （運）声帯・のどの筋肉・心拍・血圧・消化
XI　副神経	運動神経（運）	首の筋肉
XII　舌下神経	運動神経（運）	舌の筋肉

IX 　第Ⅸ脳神経は、舌の後ろ（のど側）3分の1の味覚を処理する。それから、のどの筋肉に指令を送る（たとえばものを飲み下すとき）。だからこれは混合神経で、**舌咽神経**という。

X 　第Ⅹ脳神経はかなり特殊な神経で、たくさんの機能をもっていることから**迷走神経**と呼ばれる。「迷走」とは、進む方向が定まらないという意味。この神経は複雑に枝分かれしている。混合神経で、声帯の運動をコントロールする。のどの筋肉の一部はこの神経が支配しているし、のどの感覚（たとえば、飲み込んだものが熱いか冷たいか）にもかかわっている。心拍や血圧、消化を調節するはたらきもあって、心臓、肺、内臓の感覚神経でもある……わかるかな？からだの具合が悪くなったら、どこか痛くなるよね。痛みを感じさせてお医者さんに行くようにさせているのはこの神経というわけ。

XI 　第Ⅺ脳神経も運動神経だ。これは首の筋肉を動かす指令を出す。12対の脳神経のなかで、これだけが脳から直接ではなくじつは脊髄から出ている。**副神経**という別名もある。

XII 　最後の第Ⅻ脳神経は**舌下神経**。運動神経で、舌の筋肉をコントロールしている。舌を突き出せるのはこの神経のおかげだよ。

感じとれる感覚

　これらの脳神経は、刺激を受けとめ、感覚を処理するときに重要なはたらきをしている。身のまわりの世界を理解し、認識できるのは感覚があるからだ。おいしいものやすてきな音楽のようにきもちのいい体験もできるけど、たとえば火が燃えているとか、危険がせまっていることを知らせてくれるのも感覚だよ。

感覚は実際のところいくつあるのかという議論には、まだ決着がついていない。だけど、一般的に人間の感覚は5つあるとされている。「五感」と呼ばれるもので、視覚（見る）、嗅覚（嗅ぐ）、触覚（触れる）、味覚（味わう）、聴覚（聞く）のこと。ひとつ例をあげてみようか。きみはいまソファにごろんと寝転がって、この本を読んでいる。でも夕ごはんができたらしい。お父さんが食べるよ、おいで、と言ったのが聞こえる。テーブルにお皿が並んでいるのが見える。おいしそうなごはんのにおい。お箸を握ったら、手の中にその感触がある。で、最初の一口。うん、おいしい。ほら、何をしているかを意識しなくても、5つの感覚を全部使っているよね。2つ3つ、同時に使うことだってできる。

目：内蔵カメラ

じゃ、**視覚**から順番に見ていこう。きみはいま、目と脳を使ってこの本を読んでいる。目という器官は、携帯電話のカメラみたいなものだ。周囲の状況を写真やビデオに撮って脳に送っている。これは休みなし。朝早くに目を開けた瞬間から、眠りに落ちるまで、ずっと。

はいチーズ！

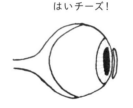

目は丸いかたちをしていて（だから目玉とか眼球っていうんだね）、眼窩（くぼみ）におさまっている。昼間はまばたき、夜はまぶたを閉じたままにするのは、乾燥をふせぐためだ。目はいくつもの組織からなっている。鏡に自分の目を映してみると、何が見えるかな。まぶた、まつげ（目にほこりやごみが入らないようにしている）に始まって、涙点（目頭の内側）、白目、虹彩（この色が目の色・瞳の色だ。茶色や青、緑のこともあるね）、それから瞳孔（虹彩の真ん中にある黒い点。穴になっている）。きみの瞳はきみだけのもの——これは本当にそうなんだ。家族や友達の目をのぞい

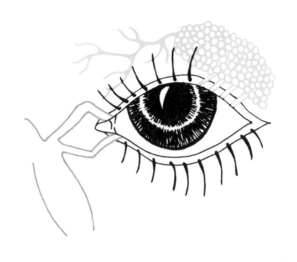

てみてごらん。みんな違うはずだよ。きみと同じ虹彩をもつ人はいない。つまり指紋みたいなもので、虹彩をスキャンして個人を認証するセキュリティシステムだってあるくらいだ。

　目はもっとたくさんの組織からできているんだけど、外からは見えない。でもちょっと想像してみて。ホラー映画みたいに目玉を取り出して、しかもそれを縦半分にスパッと切ってみる。そうすると見えるのは、前側から順番に角膜（眼球をおおう膜）、虹彩、瞳孔、水晶体（レンズ；カメラのレンズと同じ）、黄斑・中心窩、盲点。そして視神経（第Ⅱ脳神経だったね）がつながっている。

　ところで、「ものを見る」とはどういうことだろう？　じつは、目は光のパターンを受けとめることしかできない。それを処理して理解できるものにするのは脳の仕事なんだ。きみはいまこの本を「見て」いるよね。光

は（**瞳孔**から）目に入り、網膜に投影される。明るいところと暗いところで瞳孔の大きさが変わることは知っている？　まぶしいくらいに明るいところだと、瞳孔は小さくなる。強すぎる光は目によくないからね。逆に、暗いところでは目に入る光の量を増やすために大きくなるんだよ。網膜に像が映し出されると（ただしこの像は上下左右が逆さま）、それは電気信号（第1章で出てきたね）に変換され、**視神経**を通って脳に伝えられる。信号を正しい向きにして、実際何を見ているかを認識するのは脳だ。そこでやっと「いま見ているのは本だ」とわかるわけ。

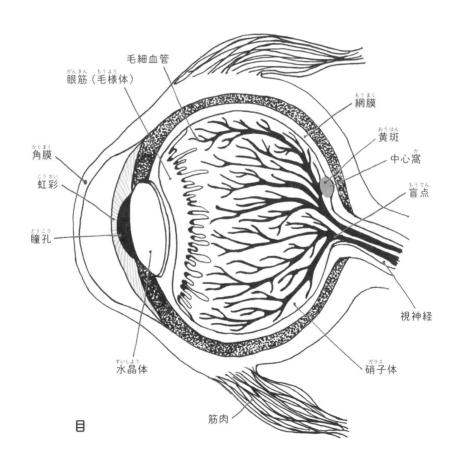

毛細血管
眼筋（毛様体）
網膜
黄斑
中心窩
盲点
角膜
虹彩
瞳孔
視神経
硝子体
水晶体
筋肉

目

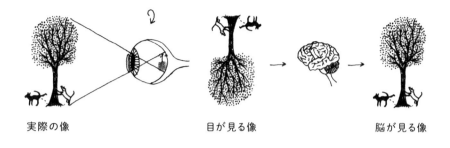

| 実際の像 | 目が見る像 | 脳が見る像 |

　網膜には、棒状の細胞と円錐形（えんすい）の細胞がたくさん並んでいる。棒状の細胞（桿体細胞（かんたい）という）は光の明暗についての情報を受けとり（つまり白黒の状態）、円錐形の細胞（錐体細胞（すいたい））は「緑・赤・青」の三原色を区別するはたらきをする。色の識別は誰にでもできるかというと、そうでもない。**色覚異常**といわれるように、色の区別がつけにくい人もいる。生まれつきのものは男性に多い。よくみられるのは赤と緑が見分けづらい症状（しょうじょう）で、これは錐体細胞のはたらきに問題があるときに起こる。

　生まれつき目が見えなかったり、失明したりした人では、目の機能に異常があって見えない場合が多い。だけどごくまれに、脳の異常が原因のこともある。脳に原因があるときは、第３章で出てきたけど、**視覚失認**（しかくしつにん）というんだったね。

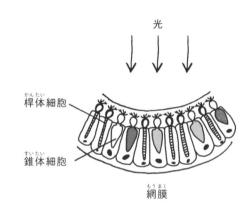

光

桿体細胞（かんたい）

錐体細胞（すいたい）

網膜（もうまく）

　目が見えない人は、つまり「見る」ことができない。でも、特別な文字を習って、「読む」ことはできる人が多いよ。盛り上がった点の組み合わせで文字や数字を表す、点字という方法がある。それに指先で触れて（だから触覚で）読み取っていくんだよ。

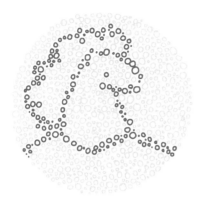 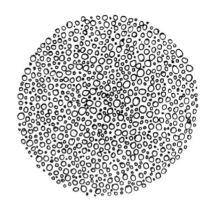

あるタイプの色覚異常の人には
こんなふうに見える

鼻：1万種類を嗅ぎ分ける

　寄り目にしたら何が見える？　そう、鼻だよね。いまからは鼻の話だよ。で、鼻って聞いたら何を考える？　ピノキオ？　うーん、それもそうだけど、ここはやっぱり、**嗅ぐ**ことについて話したいな。鼻はにおいを嗅ぐのがすごく得意で、何千種類ものにおいを嗅ぎ分けられるんだ（お兄ちゃんのクサい靴下から、おばあちゃんのケーキのにおいまで……）。実際、においを嗅ぐのは生死にかかわるだいじなことだ。何か焦げていたり、ガスがもれていたりするときに、それを知らせてくれるのは鼻だからね。

　ところで、味覚のかなりの部分が鼻から入ってくる情報で決まるって知ってた？　ためしに鼻をつまんだまま何か食べてごらん。あんまり味がしないはず。たしかに、風邪をひいているときは、何を食べてもほとんど味を感じないよね。でも、このことは大嫌いなものを食べなさいと言われたときに使えるかも。そう、鼻をつまんで飲み込んでしまおう。

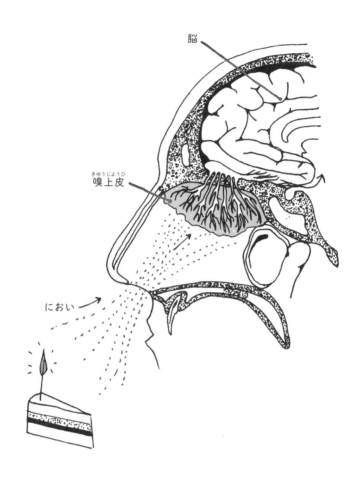

脳

きゅうじょうひ
嗅上皮

におい

　嗅覚のしくみはどうなっているんだろう？　ここでもやっぱり主役は脳
だ。順番に見ていこう。おばあちゃんが、きみの大好きなケーキを焼いて
くれた。ほら、あのりんごとシナモンのやつ。すごくいいにおいだよね。
このおいしいにおいの分子は、空気中をただよって鼻の穴から入ってくる。
鼻の奥はゼリーのようにちょっとぬれたかんじになっていて、そこにたく

さんのニューロンが並んでいる。においはこの場所（**嗅上皮**^{きゅうじょうひ}という）でとらえられて、脳に送られるんだ。においを伝える電気信号は、ニューロンから第Ⅰ脳神経を通って脳に伝わる。脳の中で**情動**にかかわる領域（辺縁系^{へんえん}というところ；第6章でまた出てくるよ）にもこの信号が届く。においを嗅いで特定の情動が起こるのは、信号を受けとった結果だと考えられているんだ。おばあちゃんのケーキだときもちよくなるけど、スポーツバッグの中の汚れた靴下^{よご}のにおいを嗅ぐといやな気分になるよね。つまり、脳はきみが「嗅ぎつけた」においに意味をもたせているわけ。ラッキーなことに脳はすごく賢い^{かしこ}。靴下を嗅ぐとしても、クサいのはしばらくのあいだだけだ。鼻が慣れて、靴下のニオイを感じなくなるんだけど、それは嗅神経が脳に信号を送るのをやめてしまうからなんだ。よかったね！

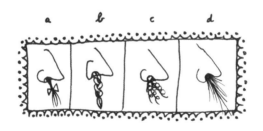

鼻毛のおしゃれ

においを嗅ぐこととものを味わうことのほかに、鼻にはもうひとつだいじな役割があるのはわかるかな？　吸い込む空気をきれいにして、温めることだ。鼻の中には鼻毛が生えていて、鼻に入る空気の汚れを取り除いている。**フィルター**だね。鼻からは鼻水も出るけど、ほこりやごみはこの中にも入っている。鼻水は、鼻から吸った空気に湿り気^{しめ}を与えて^{あた}温度も少し上げる。そうすると肺にやさしい空気になるんだ。あと、何かのにおいが特別強かったり、刺激があったりすると、くしゃみも出るよね。そんなにおいは危険かもしれないから、くしゃみをすることでからだを守っているんだよ。ハックション！

皮膚：触覚、圧覚、温度覚、痛覚とくすぐったさ

　ちょっと鼻をつまんでみて（ヘンな顔！）。つまむとき、鼻に指が触れるのを感じるよね。鼻をおさえる力も。手が冷たければ、その冷たさも感じるはず。で、力を入れすぎたら（イテッ！）、痛みだって。こんなことを感じられるのは、皮膚が刺激を受けとって処理しているからだ。

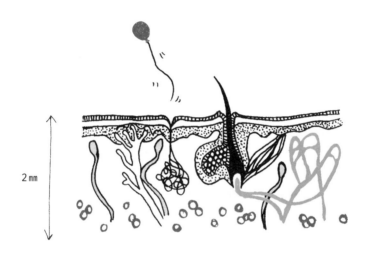

2 mm

　皮膚は 2 mm くらいの薄い膜。だけどこれはあくまで平均の厚さだ。足の裏の皮膚はもちろんずっと厚いし（立って歩くから）、まぶたは逆に薄い。からだ全体をおおう皮膚のはたらきの１つめは、簡単に水分が失われないようにすること。変に聞こえるかもしれないけど、水がいっぱいに入った風船だと思えなくもない（ちなみに、人間のからだの60〜70％くらいは水分）。風船の膜があるから、水がもれるようなことはまずないのがわかるよね。そして２つめが感覚。鼻をつまむ指の動きだけじゃなくて、圧力や温度、痛みやくすぐったさまで、からだの表面の様子は皮膚を通して感知できる。この感覚のことを**体性感覚**と呼ぶんだよ。

第3章で見たように、からだには特に敏感（びんかん）な場所がある。指や舌はすごく敏感だけど、背中の皮膚や足は逆にかなり鈍感（どんかん）だ。ホムンクルスは覚えている？　「感覚野のホムンクルス」は、唇（くちびる）と手がやたら大きい人形（？）だったね。

　嗅覚と同じように、体性感覚でも**慣れ**の状態が起こる。そうなってくれて、じつは助かっているんだよ。着ている服の感触に一日中気をとられなくても大丈夫（だいじょうぶ）なのはそのおかげなんだ。腕（うで）時計でもそんなことがあるよね。新しい時計をつけはじめてすぐなら、手首に巻きついているのをずっと感じるけど、しばらくたつと時計をつけていることも忘れてしまう。でも、これは誰でもそうというわけじゃないんだ。とても敏感で、慣れるまでに時間がかかる人、そもそも慣れないという人もいる。そういう人は、はいている靴下とか、つけているブレスレットとかの刺激をずっと感じているわけだ。ものすごく疲（つか）れるだろうし、かわいそうだよね。

　皮膚は、くすぐる刺激にも敏感だ。ところで、自分で自分をくすぐることはできないって知っていたかな？　舌で口の天井に触れる以外、くすぐったい感覚は自分では起こせないんだよ。

舌

　舌でくすぐる？　そう、自分で自分をくすぐるたったひとつの方法は、舌の先で口の中、天井の部分をなでるようにすることなんだ。誰かにくすぐられたときの感覚とはちょっと違うけど、まあやってみてごらん。
　舌は人間のからだでいちばん強い筋肉だといわれたりもする。でもそれは100％正しい表現じゃない。舌はいくつもの筋肉が集まってできていて、だからこそいろんなふうに動かせるんだ。舌を突き出してみるのはともかく、舌の先で鼻の頭に触れようとしたり、舌を丸めたり折ったり（できる

人とできない人がいる）……　声を出して話すとき（**発話・発音**）にも舌
のはたらきは重要だ。舌の位置に気をつけながら、次の音を順番に声に出
してみて。［サ—タ—ラ—カ］　舌のかたちが変わるのがわかったかな？

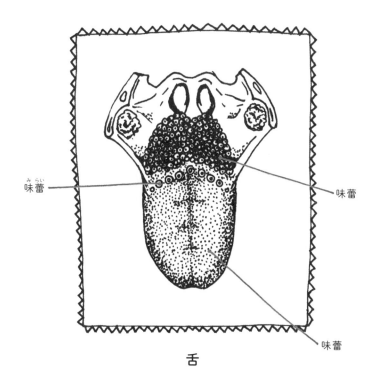

舌

　もちろん、舌は味を感じることにもかかわっている。つまり**味覚**だね。
舌には味蕾という器官があって、そこで４つの味をとらえる。苦味（グレ
ープフルーツ）、甘味（はちみつ）、塩味（ポテトチップス）、酸味（レモ
ン）の４つだけど、人間が識別できる味はこのほかにもあると考えられて
いる。たとえば「うま味」（トマトやかつお節）がそうだし、「脂味」（これ
は文字どおり脂肪の味）という味覚が存在するという説もあるんだ。まだ
議論に決着はついていないけどね。

昔は、味を感じる場所が舌の中ではっきり分かれていると信じられていた。苦味は舌の奥のほう、酸味と塩味は中ほど、甘味は先端<rt>せんたん</rt>という具合だ。いまでは多少加減して聞くべき話だけどね。舌の中で特定の味に反応しやすい領域があるのは事実。でも、ものの味はふつう舌全体で感じている。あと、さっき出たように、鼻でも。

　ところで指紋や虹彩のように、舌の模様も人によって違うって知ってた？　「舌認証」のセキュリティシステムはまだ実用化されていない。衛生面で難しい問題があるのかもね。

　色に味を感じる。そんな人もいるんだよ。**共感覚**というんだけど、ある刺激で起こる感覚が、通常起こるもののほかに別の感覚も引き起こす現象だ。共感覚をもっている人は、色に味を感じたり、音に色やかたちが見えたり、文字や数字に色を感じたりする。たとえば数字の３はいつもオレンジ色で、虹<rt>にじ</rt>の色には味があって、ある音を聞くと決まった色が見えたりするらしい。こんな特殊な感覚は、女性と左利<rt>き</rt>きの人に多いといわれている。

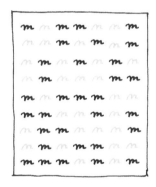

共感覚

耳：きみ専用の録音装置

　両手を広げて**耳**の後ろにあててみて。音がよく聞こえるようになったのがわかるかな？　手をそえた分、耳たぶの上のところ（耳介<rt>じかい</rt>という）の面積が大きくなって、音を集めやすくなったんだね。音は波として空気中を伝わる。ちょっとの「手」助けで確かめられたように、耳介は空気の振動<rt>しんどう</rt>を音として受けとっているわけ。

先生がきみの名前を呼んでいるのが聞こえたとしようか。先生の口から出た音は、外耳道から入って**鼓膜**に届く。鼓膜は薄い膜で、音をとらえると太鼓の皮のように振動する。音が違うと、振動の性質も違う。だから、きみの名前の振動は、友達の名前が呼ばれたときの振動とは違うんだよ。

　ここまでが「外耳」の話。耳介から鼓膜までをこう呼ぶんだ。外から見えていて、さわることができる部分ともいえるね。

　耳にはあと２つ、「中耳」と「内耳」がある。中耳には小さい骨が３つあって、鼓膜の振動を内耳に伝えるはたらきをしている。この骨は３つまとめて**耳小骨**と呼ばれ、それぞれのかたちからツチ（槌）骨、キヌタ（砧）骨、アブミ（鐙）骨と名前がついている。ちなみにアブミ骨は人間のからだでいちばん小さい骨だ。

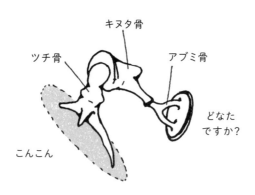

キヌタ骨

ツチ骨

アブミ骨

どなた
ですか？

こんこん

　きみの名前を呼ぶ声（もっと正確に言えば、その音声に一致する振動）は、耳小骨から内耳の**蝸牛**に伝わる。蝸牛とはカタツムリのことで、耳の中の蝸牛もカタツムリの殻みたいなかたちをしている。蝸牛は透明な液体で満たされていて、伝わってきた空気の振動がここで液体の振動に変わると、聴神経に電気信号が送られ、さらに聴神経から脳に情報が伝えられる。この音の情報が側頭葉（第３章にあったね）に届いて、ようやく振動の波が意味のある音になる。あ、呼ばれた！ってなるのはここまできてからなんだ。

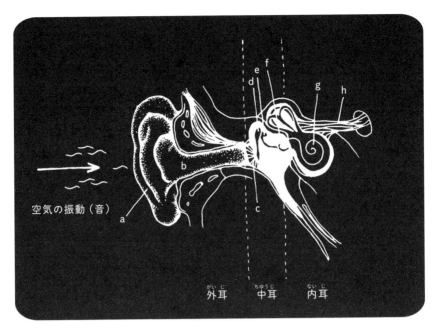

空気の振動（音）

外耳 中耳 内耳

a.耳介　b.外耳道　c.鼓膜　d.ツチ骨　e.キヌタ骨　f.アブミ骨　g.蝸牛　h.聴神経

　こんなふうに説明されると、耳から入った振動が脳で意味のある音として認識されるまで、すごく時間がかかりそうなかんじだよね。だけど、このプロセスは0.05秒くらいで終わるものなんだよ。

平衡器官：第六感

　平衡感覚は五感に含まれる感覚ではないし、自分で意識することもないかもしれないけど、毎日の生活でとても重要な役割を果たしている。だから6番目の感覚、「第六感」と呼ばれたりもするよ。実際、平衡感覚が「ちゃんとした」感覚として認められていないというのはおかしいかもしれない。平衡感覚はオフにできるものでもないし、ずっと休みなくはたらいているからね。

平衡感覚をつかさどる器官を平衡器官という。これは耳の中、内耳にあるから見えない。ついでだけど、第Ⅷ脳神経（内耳神経）には聴平衡神経という別名もあるよ。平衡器官は両耳にひとつずつあって、蝸牛からつながる3本のチューブと2つの袋からなる。チューブ状の器官は頭の回転を感じるところで、まとめて**三半規管**と呼ばれる。ちょっとためしに頭を上下左右に動かしながらこの文章を読んでみて。ちゃんと読めるよね。これは三半規管のおかげなんだ。三半規管は（蝸牛と同じように）液体で満たされていて、底のほうに刺激を受けとめる有毛細胞がある。ここから頭の動きが脳に伝わると、脳は目に指令を出して、頭の動きとは逆の方向に眼球を運動させる。だから視線がぶれずに文章を読み続けられる……といっても限度はあるけど。頭を動かすスピードが速すぎて脳の処理が追いつかなくなると、目を動かす指令のテンポがずれていく。視野がぼやけたようになるのはこのせいなんだ。もうひとつ試してもらおうかな。今度は頭を動かさずに、この本を上下でも左右でも動かしてみて。読めないよね、本を動かすのをすごくゆっくりにしてみても難しいはず。

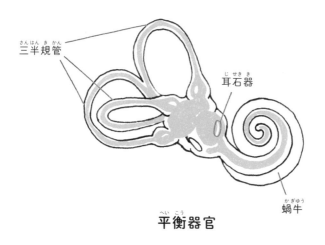

三半規管

耳石器

蝸牛

平衡器官

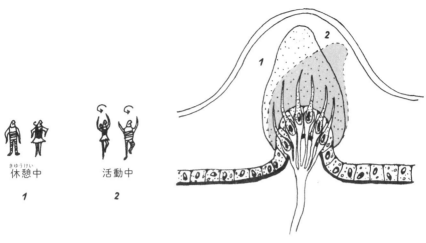

三半規管の内部

　頭の動きと目の動きのテンポを合わせられること。これは、狩りをして
いた石器時代の人間にとって重要な能力だった。動物ではいまもそうで、
たとえば肉食動物は獲物から目を離さずにあとを追いかけることができる。
きみが歩きながら看板を読めるのも、じつはこの能力があるからなんだよ。
平衡器官に問題がなければ、いちいち立ち止まらなくても大丈夫なはず。
どう？

　平衡器官の2つの袋は、また別の機能をもっている。あわせて**耳石器**と
呼ばれるけど、これは重力や頭の傾きを感知する。たとえば車に乗ってい
るときに急発進されると、シートにからだが押しつけられるかんじになる
よね。これは水平方向の動きだけど、エレベーターの昇降のような上下方
向の動き、それから遊園地の乗り物に乗り込んだときにからだの傾き具合
を感じとるのが耳石器だ（ちなみに、乗り物が回転をはじめると、三半規
管も刺激される）。耳石器のしくみは、蝸牛や三半規管とは少し違う。耳
石器の中にはゼラチンのような物質でできた膜があって、細胞（有毛細
胞）の細かい毛はこの膜に入り込んでいる。そして膜の表面にはいろんな

結晶がのっている。ケーキの上にナッツがのっているようなものだね。地球には重力がはたらいているから、ナッツは絶えずほんの少しだけケーキの中に引っぱられている。速いエレベーターで上に行けば重力は（やっぱりほんの少しだけど）大きくなるし、逆に重力のないところならナッツを引っぱる力はなくなる。たとえば宇宙にいる宇宙飛行士には重力がはたらいていない。そんな情報が脳に伝えられているんだよ。

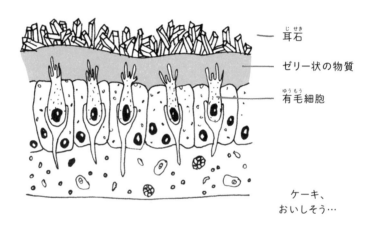

耳石

ゼリー状の物質

有毛細胞

ケーキ、
おいしそう…

耳石器

　平衡感覚は、からだの**バランス**を保つためにも重要だ。しょっちゅう転んだりしないのも、片足でぴょんぴょん跳んだりできるのも、この感覚があるからなんだ。それから、この感覚は方向の把握にも関係している。海馬と一緒にはたらくんだけど、海馬っていうのは、そう、タツノオトシゴに似た脳の領域だったね（第3章で出てきたよ）。

　それで、刺激で起こる情動はどうなっているかって？　それは次の章で！

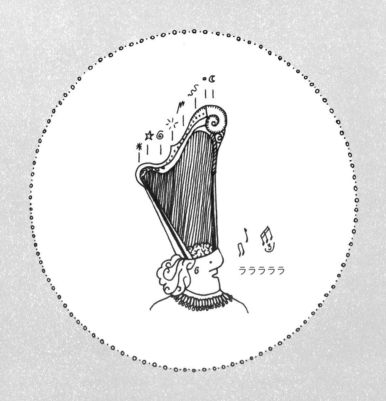

敏感なこころ

悲しみ6kg、喜び1kg

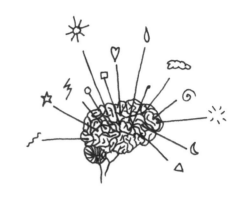

　きみが見たり、聞いたり、嗅いだり、感じたり考えたりすることは、すべて脳の中に現れて、脳で処理されている。**情動**でもこれは同じだ。早く寝なさいと言われて腹を立てたり、テストの結果がよくてうれしくなったり。これは全部、脳で起こっていることだし、そう感じるのも脳があるからこそだ。なお、情動は刺激に対して起きるもので、怒って顔が赤くなるとか、こわくて真っ青になるとか、からだの反応をともなう。そして感情は、そんなからだの反応を認識したときに生まれる体験だ。情動は人間が人間であるための重要な要素で、それを専門に処理する脳神経のメカニズムが存在する。**辺縁系**といって、視床、扁桃体、海馬、視床下部、脳弓など、大脳全体に散らばって存在する部位をまとめた呼び方だ。この章では、恐怖と怒り、それから恋愛感情の3つについて考えることにしよう。

　感情は人によって表れ方が違うから、調べるのがとても難しい。たとえばテストの点が悪かったとき、すごく悲しい気分になる人もいれば、全然落ち込んだりせずに「次はがんばろう」って思える人もいるよね。それに、感情はcm（センチメートル）とかkg（キログラム）とかの単位で表せるものでもない。「6kg悲しい」「1kgうれしい」なんて言わない（言えない）からね。測って比べられないだけじゃなく、感情のしくみはすごく複雑だから、研究もなかなか進んでいない。だけど、恐怖についてはかなりのことがわかっているよ。

大脳辺縁系

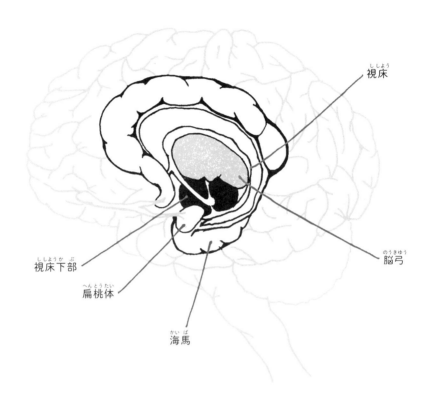

視床（ししょう）

脳弓（のうきゅう）

視床下部（ししょうかぶ）

扁桃体（へんとうたい）

海馬（かいば）

アーモンドのせいで冷（あせ）や汗をかく

　恐怖（だれ）は誰でも感じたことがあると思う。恐怖を感じると、からだが反応するのでわかりやすいよね。心臓がどきどきするのに始まって、筋肉がこわばるとか、血圧が上がるとか。冷や汗をかいたり、足に震（ふる）えが出ることもある。恐怖の感情が生まれる脳の領域は**扁桃体**（へんとうたい）と呼ばれる。扁桃というのはアーモンドの古い呼び方で、かたちが似ていることからついた名前だ。

扁桃体（これも左右の脳半球に１つずつある）は恐怖中枢といわれ、危険を知らせる信号はここでからだ全体に送られる。この結果、副腎から特定の物質（ストレスホルモンのアドレナリンなど）が分泌されるほか、呼吸数と心拍数が上がり、感覚が研ぎ澄まされ、筋肉が緊張する。これは大昔からずっと起こっている現象だ。ちょっと想像してほしい。５万年前、きみは夕ごはんのために野イチゴをつんで、洞窟に歩いて帰っている途中だとしよう。すると突然目の前にマンモスが現れた。きみは死ぬほどびっ

恐怖中枢

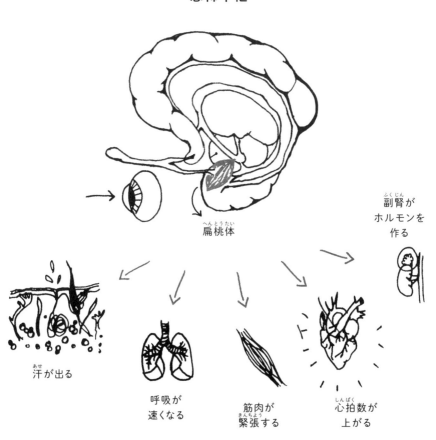

扁桃体

副腎が
ホルモンを
作る

汗が出る

呼吸が
速くなる

筋肉が
緊張する

心拍数が
上がる

くりして、からだは超速で反応する。闘争か逃走か。きみにマンモスを一撃で倒せる力はない。だからきみは逃げるしかない。ピューーーン！

恐怖は何の役に立つか

もちろん、マンモスはとっくの昔に絶滅しているわけで、いまきみがどこかでマンモスと鉢合わせするなんてことはありえない。でも、恐怖は生き延びるために絶対に必要な情動だ。マンモスやサーベルタイガーがいたような大昔に比べれば、いまはあまり必要じゃなくなっているかもしれない。それでもまだ人間から失われてはいないし、実際役に立ってもいる。とはいえ、恐怖に対応できなくなり、不安障害や恐怖症のような症状につながるとやっかいなことになるけどね。

△△××恐怖症

ある人が特定のものや動物、状況に対して極端な恐怖を示すとき、**恐怖症**をもっているという。「極端な」というのは、こわがっていることが起きる危険とつりあっていないという意味だ。例をあげようか。毛むくじゃらで気味の悪いタランチュラをこわいと思うのは全然不思議じゃない。でも、部屋にちっちゃなクモがいたからといって、完全なパニック状態になるのは大げさじゃない？　そういうこと。クモ恐怖症の人は、小さなクモ1匹は別に危ないものではないと頭ではわかっている。だけどクモを目にするとまともに考えることができず、からだは恐怖の反応を示すだけになってしまう。パニック発作を起こすことだってないとはいえないんだ。

恐怖症にはいろいろな種類がある。よく知られているのはクモ恐怖症（男子より女子に多い傾向がある）、ヘビ恐怖症、高所恐怖症（人口の５％はこの恐怖症をもっている）、それから閉所恐怖症（狭い空間でパニックになる）かな。でも、変わったものへの恐怖症もあるよ。たとえば「長い

単語恐怖症」。英語ではhippopotomonstrosesquipedaliophobiaと書くんだけど、もうこの単語だけでこわくなりそうな気がする……。ほかに、学校に行けなくなってしまう**学校恐怖症**もある。聞いたことあるかな？　これは子ども、男女別では男子に多いといわれている。

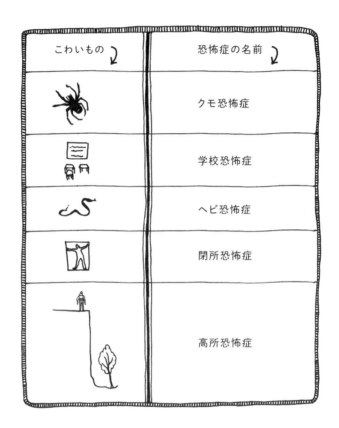

こわいもの ↘	恐怖症の名前 ↘
クモ恐怖症	
学校恐怖症	
ヘビ恐怖症	
閉所恐怖症	
高所恐怖症	

激しい怒り

　かっとなること、つまり**怒り**も、誰でも感じたことがあるはず。夜に遊びに行ってはだめだと言われて頭にきたり、うっかり失敗して自分に腹を立てたり。怒りのとらえ方は人によって違う。それに、いつどんなときに

怒りを感じるかも人によって差がある。すごく怒りっぽい人もいれば、気長というか、めったに怒らない人もいる。腹を立てたことをすぐ忘れてしまう人（ひょっとすると海馬に問題があるのかも☺）、逆にいつまでも忘れずに（たぶん一生）怒っている人もいるよね。

　恐怖と同じように、怒りは**扁桃体**の反応から生じる。かっとなったことを感じると、コルチゾールなどのストレスホルモンが分泌される。はるか昔は、怒りも生き延びるために必要な情動だった。しかも怒りは、集団生活や協力作業を進めるうえでも重要なものだ。ん？　なんか変？　こういうことだよ。もしきみが誰かに腹を立てたのなら、それはその人の行動に気に入らないところがあるということだ。怒りを感じなければ、気に入らない点を指摘できないし、その人の行動はこの先もたぶん続く。だけど、きみが腹を立てて、その理由を説明できれば（そして本人が納得すれば）、その行動は変わる可能性がある。その結果、きみと本人だけでなく、その場のみんなにとって居心地がよくなる、というわけ。

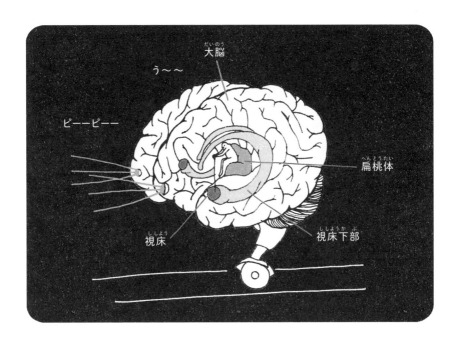

今日、怒りはどうしても必要な情動ではない。野生の動物と生存を賭けて戦う必要はもうないし（せいぜい兄弟げんかくらい？）、いまのような集団での生活はすでに何百年と続いていて、許される行動の範囲も（文化による違いはあるにしても）判断できるようになっているからね。

　最近は、ちょっとしたことで腹を立て、かえって危険な状況になることも多い。暴力事件や運転中の嫌がらせ（「あおり運転」ともいう）のニュースをよく聞くよね。かっとなったときは、怒りにまかせて行動せずに、とりあえず50まで数えること。そうやって、からだ（と脳）に落ち着く時間を与えよう。そうすれば、ばかなことをしてあとから後悔せずにすむんじゃないかな。

手綱と荒馬

　あんまりにも腹が立って、50まで数えても落ち着けなかったとしたら、暴力を振るったり、けんかを仕掛けたりしてやれという気になってしまうかもしれない。じつは、けんかや暴力は過剰反応の表れで、これには2つの脳の領域が関係している。ひとつは前頭前野（PFC、もう出てきたよね。衝動のコントロールにかかわる脳の領域だった）、もうひとつは島皮質の前端部（耳の後ろあたり、側頭葉にある脳の領域）だ。

　PFCのはたらきは、衝動（たとえば手を出そうとすること）をおさえること。だから「手綱」と呼ばれることもある。PFCは、きみ（じつはきみの脳）に手綱を握らせて、島皮質の前端部で生ま

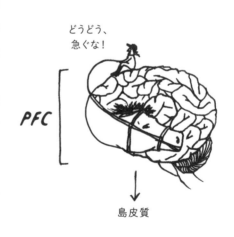

どうどう、
急ぐな！

PFC

島皮質

れた不快の感情をしずめ、それにまかせた行動に移らないように助けてくれているわけ。島皮質はさしずめ荒馬だ。この馬の気性がひどく荒くて、ＰＦＣの手に負えないような場合もあるけど、そんなときには何らかの病気の兆候が現れるはずだよ。

鏡よ鏡よ鏡さん

　人間は集団で生活し、さまざまな関係を築きあう。たとえばきみは、きみの家族の一員で、平日は１日８時間くらい学校ですごし、夕方はスポーツや習い事に行き、週末もクラブ活動などに出かけたりしているはずだ。人間の脳には、自分と他者が置かれている状態を認識することに関係するユニークな側面があって、**ミラーニューロン**と呼ばれている。ミラーニューロンはサルで最初に発見され、わりと最近になってヒトでも確認された。このニューロンは、自分が何らかの行為（たとえばこの本を読むこと）をしているときに反応を示すけれど、自分以外の誰かが同じことをしている

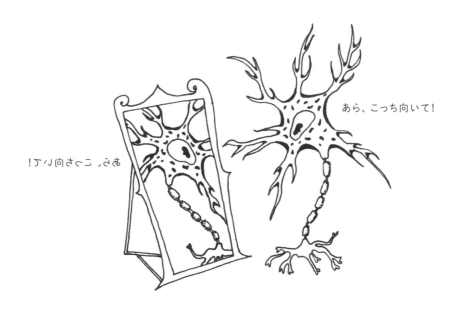

あら、こっち向いて！

のを見たときにも同じように反応するという特徴<ruby>とくちょう</ruby>をもっている。つまり、目の前にいる人がやめられないくらいおもしろい本を読んでいるとわかったなら、自分ではそのときにその本を読んでいなくても、読んでいる状態を想像できるんだ。ミラーニューロンのはたらきは、まわりの人たちとの結びつきを感じさせること。それ以外にも、他者の行動を理解し、その意味を判断する機能、さらには行動をまねることでそれを学習する機能もあると考えられているよ。

　相手が何を考えているかを察することができるのも、じつはミラーニューロンのおかげだ。自分以外の人と感情を共有することは**共感**と呼ばれ、とても重要なものだ。人が痛がっていたり、悲しんでいたりするのを見ると、ミラーニューロンはその人の表情を「読み取る」助けをする。それでその人のきもちがわかるから、手を貸したりなぐさめたりできるんだ。ミラーニューロンがなければ、苦しんでいる人をいつ助けるか、悲しんでいる人をどうやって元気づけるか、見当がつかないはず。それは他人の身になって考えることができないからなんだ。

どきどきそわそわするきもち

　恐怖や怒りといった不快の感情の話はここまでにして、好ましい、快の感情について見ていこう。心臓がドキンドキンと打っている。頭に浮かぶのは「あの人」のことばかり。眠れない夜が続く、食事ものどを通らない……。それは恋<ruby>こい</ruby>だね。まちがいないよ。ところで、恋愛<ruby>れんあい</ruby>感情もホルモンと特定の脳の領域が組み合わさって生まれるものだって知ってたかな？　誰かを好きになるのは無意識のプロセスで、これには主に脳の深いところにある領域がかかわっている。無意識だから、誰"を"好きになるかは意識して決められない。自分ではどうしようもないことなんだよ。このときに重要なはたらきをする脳の領域は報酬中枢<ruby>ほうしゅうちゅうすう</ruby>、**側坐核**<ruby>そくざかく</ruby>と呼ばれるところだ。側

坐核は大きな回路を構成している一部で、この回路には（さっきから何度も出てきている）ＰＦＣもつながっている。

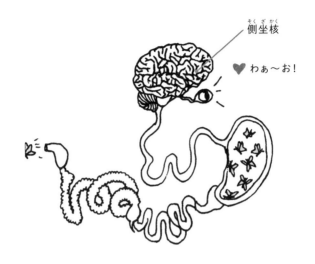

側坐核（そくざかく）

♥ わぁ〜お！

あばたもえくぼ

　恋愛感情をはじめとする快の感情には、**ドーパミン**がかかわっている。好きな人と一緒にいたり、すごくおいしいものを食べたり、ファンのグループの新曲を聞いたりすると、うれしく楽しい気分になるのはドーパミンが出ているから。脳のスキャンを調べた研究をひとつ紹介（しょうかい）しよう。実験に協力してくれる人にＭＲＩのスキャナーに入ってもらい、いろんな人の写真を何枚も見せる。ただしそのうち１枚は本人が好きな人の写真だ。ほとんどの写真を見ているあいだ、脳は特に変わった反応を示さない。ところが、好きな人の写真を見せられると、脳の深いところにある部位の活動が活発になり、逆にＰＦＣの活動は少なくなる。これは理性的な判断力が弱まっているということだ。ことわざにあるとおり「あばたもえくぼ」「恋は盲目（もうもく）」。好きな人の嫌（いや）なところ、欠点は考えないんだね。ところで、恋をしていると、血液に含（ふく）まれる**ストレスホルモン**の一種、**コルチゾール**の

量がかなり増えることがわかっている。恋愛中の人は、実際にストレスの多い環境に置かれているわけだ。夜眠れないことや胸がどきどきすること、食欲がなくなることもこれで説明がつく。誰かに夢中になるのも、なかなか疲れるものなんだね。

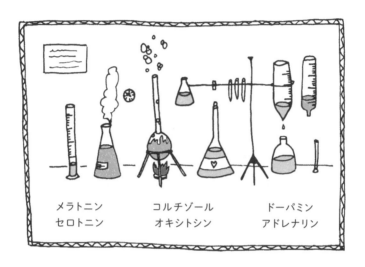

メラトニン　　コルチゾール　　ドーパミン
セロトニン　　オキシトシン　　アドレナリン

脳の実験室

ごほうびから依存へ

　好きな人の姿を見たり、声を聞いたりすると、脳の**報酬系**と呼ばれる部分からドーパミンが出て、「しあわせ」を感じる。恋愛に限らず、気分がよくなることはたくさんあるよね。チョコレートを食べたり、ジェットコースターに乗ったり、好きな音楽で踊ったり……。あるものごとに執着し、それなしではいられなくなってしまった状態を依存（症）という。依存症の人は、そんな物質や行為から得られるきもちよさをくり返し体験したいと考えるようになるけど、ここには報酬系のメカニズムも大きくかかわっている。恋愛だって依存症につながると考える人もいるくらいだよ。

恋が愛に変わるとき

　おさえきれない恋心はかなりのストレスになるから、そんなに長くは続けられない。しばらくすると、恋のどきどきはおさまって、きもちが落ち着く。報酬系の一部でもある**PFC**は、そんなふうに恋の熱が冷めたところでようやくはたらきはじめる。血液中のストレスホルモンの量も減ってくる。ここでのPFCの役割は、よく考えて決断を下すこと。好きになった人が自分の理想の相手かとか、相性_{あいしょう}はどうかといったことを考えるのは、だから恋心が少し冷めてからなんだね。それまでは、まともにものが考えられない、言ってみれば「心神喪失_{そうしつ}」のような状態にあるというわけ。こんなふうに熱に浮かされた何カ月かがすぎて、それでも２人の関係を続けていこうと決めたのなら、そこには**愛**が生まれるかもしれない。これは恋心とはまったく別の感情だ。愛は安らぎや安心感、信頼感_{しんらい}を与える。愛する人がいて、満ち足りたきもちになる。これもじつは脳でつくられるホルモンのおかげなんだ。相手と一緒に時間をすごしたいと思うのは**オキシトシン**のはたらきだ。これはカップルに限らず、親子関係の愛でも分泌される。親が子を守り、世話をすることを楽しい経験だと思わせるのはオキシトシンで、人間だけでなく子育てをする動物の脳には必ずある物質だよ。

オキシトシン

情動の進化

　情動はヒトの**進化**のなかで生まれたものだ。このことはさまざまな動物の種を比べてみるとよくわかる。ずっと昔から地球に存在している（つまり進化の早い段階で発生した）動物は、ほぼまったく情動行動を示さないんだ。たとえば昆虫や魚、ワニやサメの類に親子の関係は存在しないし、情動の変化をともなうような行動もしない。母ガメは卵を産んだらその場から姿を消して、赤ちゃんガメを気にかけるようなそぶりは一切見せないよね。人間としては理解しづらく、薄情な行動に思える。こう感じるのは、人間が、犬やネコ、サルなどと同じく、進化のかなりあとの段階で発生した動物だから。人間は情動を示すことができる動物なんだ。それに、人間も犬もネコも、自分が産んだ子を育てる。この点も地球上の生物の脳で確かめることができるよ。情動をほとんど示さない動物は辺縁系があまり発達していないんだ。情動を感じる場所が脳のどこかがよくわかるよね。

情動の進化

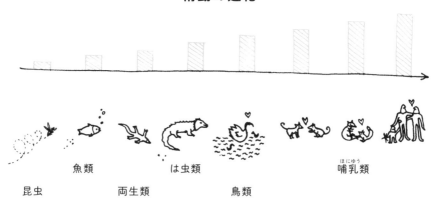

魚類　　　は虫類　　　　　哺乳類

昆虫　　　　両生類　　　鳥類

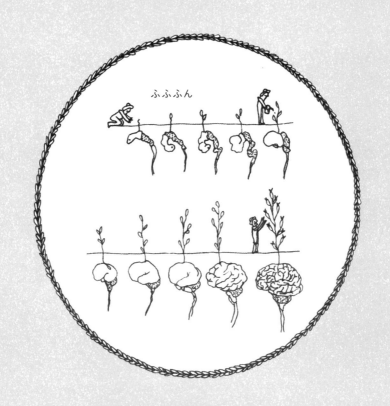

ふふふん

脳の発達：
胎児から高齢者まで

ママのおなかの中：胎児の脳

　脳ができはじめるのはかなり早い。ひとつの生物の個体をかたちづくっているものを**遺伝子**と呼ぶけど、子どもはこれを両親から半分ずつ受け継ぐ。胎児の脳がどのように形成されるかは遺伝子が決めている（とはいえ実際には、紫外線の量や大気の質など、さまざまな要素も関係している）。受精後それほどたたないうちに、小さな人間のかたちが現れる。まず作られるのは心臓と腎臓、肺。そして受精後2週あたりから、脳と神経系の発達が始まる。妊娠中に脳はどんどん大きくなり、ニューロンの数はものすごいスピードで増えていくんだよ。

男性

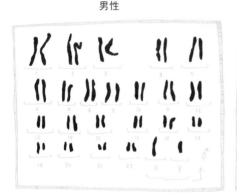

女性

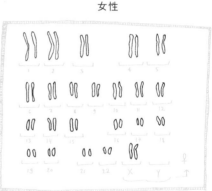

ヒトをつくる積み木

　妊娠5カ月の胎児の脳は刺激を受けとることができる（前の章で出てきた感覚を思い出して。聴覚、味覚、体性感覚なんかがあったね）。それだけではなく、キックしたり、からだの向きを変えたりといった動作もできるようになる。妊娠中の**胎児**の脳はとても傷つきやすいから、気をつけて守らないといけない。アルコールや薬物（ドラッグ）、それにストレスは、

どれも胎児の脳に悪い影響を及ぼすことが知られているし、生まれた子どもが大きくなったときに学習障害や行動障害などの問題が起こる可能性もあるといわれている。

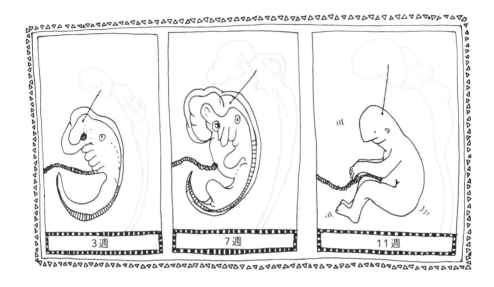

3週	7週	11週

赤ちゃんの脳：つながりを広げる

　赤ちゃんは**ニューロン**の90％近くをもって生まれてくる。でも、脳の発育はそれで終わりじゃない。3歳ぐらいまでの間にニューロンの数はもっと増えるし、細胞同士のつなぎ目もたくさん作られる。このつなぎ目はニューロン2つをつなぐ橋のようなもので、赤ちゃんが聞いた

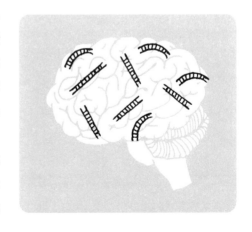

り、見たり、触れたり、味わったりするものすべての影響を受ける。つまり生きていくうえで体験すること、その全部だよ。赤ちゃんが無防備なのは言うまでもないけど、脳は特にデリケートで傷つきやすい。虐待やネグレクト（育児放棄）を経験した赤ちゃんの脳は、その後の発育、つまりこれからのびていく可能性に大きな問題を抱えるおそれがある。だから、生まれたときからいろんな心地よい刺激を与えることがとても大切だ。楽しい音を聞かせたり、いろんな色を見せたりはもちろん、たくさんの愛情を注ぐことだね。

子どもの脳

　赤ちゃんの時期をすぎても脳の発達は続く。脳が周囲から刺激を受けることは、**幼児**から子どもの年齢でもやはり重要だ。この時期、ニューロン同士のつながりはほぼできあがっていて、そのつながりを強くしていく段階に入る。これには、くり返し何度もやってみること、要するに練習がものをいう。筋肉はそうだよね。トレーニングをすれば筋肉もきたえられる。脳だって同じで、ひとつのことを何度もやっているうちに、楽にできるようになってくるんだよ。算数・数学の例で考えてみようか。小学校に通いはじめた頃のきみは、10まで数えるのがやっと、100までなんてとても無理だった。でもいまは難しい計算問題も（すらすら？）解けるはず。これは練習の成果なんだ。語学の勉強や楽器の練習でも同じことだよ。くり返してやってみることで、ニューロンの**つながり**が強くなって、しばらくするとつっかえずにできるようになる。自転車に乗ることや泳ぐこともそう。いつ何をどうするか意識して考えなくても、自然にからだが動くよね。

　子ども時代が重要な理由はほかにもある。靴ひもを結ぶとか、細かく複雑な動きができるようになる、つまり運動能力が発達する時期なんだ。それから、言葉を理解する力もだんだんと身についてくる。だからきみも5年前よりもずっとたくさんのことがわかるようになっている、かな？

靴ひもを結ぶ

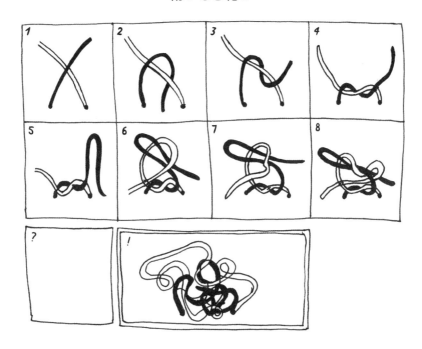

10代／思春期の脳

　脳は10歳前後で「仕上がる」（＝発達を終える）、最近まではそう考えられていた。ところが、ＭＲＩスキャン（くわしくは第２章で）を使って**思春期**の若者の脳を調べると、脳の成熟はまだ終わっていないことがわかったんだ。終わらないどころか、10代の脳は大切な変化をむかえる。からだに変化が起こる時期だから、脳が大きく変わるのも別におかしくないよね。男子はひげが生えはじめ、声変わりするし、女子は胸がふくらみ、月経が始まる。それが早い人も遅い人もいるけど、誰でも経験することだ。

　この時期でもまだニューロン同士の**新しいつなぎ目**は作られている。でも、それ以上のペースで、つなぎ目のうち余分なものや不要になったものが刈り込まれていく。これはクローゼットの整理だと考えるとわかりやす

いかな。新しく買った服をしまう場所を作るために、もう着ない（もしくは着られない）ない服を全部出すとしよう。するとクローゼットはもちろん、部屋の中もしばらくごちゃごちゃになるよね。脳でもそんなことになるみたいなんだ。それで、このごちゃごちゃした状態が典型的な「反抗期_{はんこう}」の行動につながるんだって。人によって差があるけど、反抗期はだいたい５年くらい続く。

　もうひとつわかっているのは、こんな**脳のカオス**状態のためにホルモンが変化する結果、思春期の若者に必要な睡眠_{すいみん}時間が長くなること。なんと９時間といわれている。思春期に入ると夜遅くまで起きているのが平気で

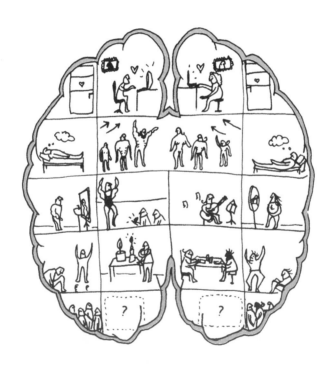

思春期の脳

なかなか寝ようとせず（あるいはベッドに入っても寝つけず）、朝はいつまでも眠い人が増えるけど、それもこの変化のせい。睡眠ホルモンのメラトニンの分泌が乱れるからなんだ。思春期の若者には、夜更かしと朝寝坊をしてしまう化学的な理由が本当にあるんだよ。

　じつは、脳のカオスはこれだけで終わらない。思春期の脳は場所によって発育のスピードが違うから、一時的に全体のバランスが悪くなってしまう。情動や衝動をつかさどる領域は思春期の初めには一人前になっているのに、ＰＦＣはゆっくり成熟していくんだ。第４章で出てきたけど、ＰＦＣは衝動的で**無謀**な行動を思いとどまらせるはたらきをするんだったね。でも、この部分の発育のスピードが「やってしまえ」の感情を起こす領域よりも遅いために（第６章も確認して）、思春期の若者は先のことを考えて行動できないというわけ。その場・そのときの感情につき動かされがちで、向こう見ず。目先のことにとらわれて、しばらくたてばどうなるかを見通せないんだね。しかも、罰を与えてもほとんど効き目がないときている。10代の若者が自覚なしに危険な行為をしたり、犯罪に手を出してしまうことさえあるのは、こんな事情のせいなんだ。

　だけど、思春期は悩みだらけでつらいばかり、でもないから安心して。ＰＦＣの発育がゆっくりで、ずっと先のことまで考えられないからこそ、たくさんのチャンスが開けているし、チャレンジもしやすいんだ。音楽や美術、スポーツの分野で光る才能を発揮する若者は多い。**創造的な思考**が発達しはじめるのはちょうど思春期で、これは芸術の分野で大いに役に立つ。しかもこの時期はからだの成長とともに脳が急に成熟して、体力的なコンディションが最高になる。たしかにサッカーリーグやオリンピックでは若い選手が大勢活躍しているよね。それから、学習能力が一段と高まるのも思春期に脳が大きく発達するおかげだ。10代の若者は大人よりもずっと簡単に新しいことを覚えられる。たとえば10代の子どもがお母さんと同

時にギターのレッスンをはじめたとしよう。コードを覚えて曲が弾けるようになるのは、お母さんより子どものほうがきっと早いはずだよ。

大人の脳

　脳がようやく完成するのは25歳前後で、その頃の脳にある**ニューロンは860億個**くらい。このニューロン同士を連絡する線維をすべてつなぎ合わせると、その長さはなんと10万㎞にもなる。地球から月までの距離のおよそ４分の１、地球の円周の２.５倍だ。とにかくすごく長くなるってこと。でも、これにはそれなりのわけがあるんだ。大人は同時にたくさんのことを進めないといけないよね。子育てに仕事、趣味や家事……。大人の脳は、多少のことでは動じないようになっているんだよ。

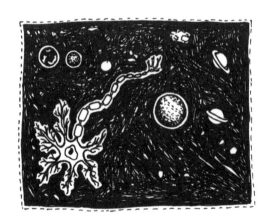

高齢者の脳

　脳は「完成」した途端にニューロンが減りはじめる。その数は１日あたり１万2000個、１年ではおよそ440万個にもなる。そんなペースで減っていてもあまり気にならないけど、年をとってくると話は別だ。高齢になると、つなぎ目が壊れても元どおりにならないところが出てきて、ニューロ

ンが死に、脳は全体として少しずつ縮んでいく。そう、老朽化だよ。感覚が鈍くなって、動きがぎこちなくなる。記憶力も悪くなる。どれも最初はちょっとしたことから始まるんだけどね。車の鍵をどこに置いたかわからなくなったり、疲れやすくなったり、約束をすっぽかしたり……。

脳には**老化**の影響を特に受けやすい領域がある。たとえば大脳皮質はとても敏感だし、小脳や扁桃体（アーモンド）、海馬（タツノオトシゴ）もそうだ。第3章に出てきたように、海馬は記憶のプロセスに大きくかかわっている。だから、**アルツハイマー病**など認知症にも海馬が関係しているといえるんだ。

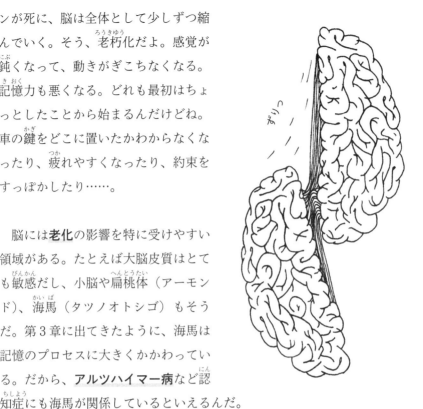

思考力と記憶力を保つためには、健康の維持が大切だ。高血圧、糖尿病、心臓の病気があったり、精神的な問題を抱えていたりすると、脳の老化が進むことがわかっている。運動不足と不健康な食生活も脳の退化をはやめる。やっぱり健康的なライフスタイルがだいじということだね。

認知症にはいくつかの種類があるけれど、いちばん多いのはアルツハイマー病（アルツハイマー型認知症）だ。認知症の患者さんは、日本では500万人以上いると考えられている。きみのまわりにもいるかもしれないね。もしそうなら、認知症は患者さん本人はもちろん、家族や友達にとってもいろいろな意味で難しい病気だと知っているはず。

アルツハイマー病では、脳に一種のタンパク質がたまる。そのためにニューロンの間でコミュニケーションがとれなくなって、最終的にニューロンが破壊（はかい）されてしまうんだ。ニューロン同士のつなぎ目って何度か出てきたよね。アルツハイマー病の患者さんの脳では、このつなぎ目が壊れている。というか、小石（タンパク質）がつまった状態になっている。患者さんの脳の機能が短い期間のうちに失われ、深刻な記憶障害が現れるのはこのせいだ。思考力や判断力が落ち、お風呂（ふろ）や料理など、生活に必要なことがうまくできなくなっていく。病気が進むと、言葉の意味が理解できず、家族や友達のこともわからなくなってしまう。

　アルツハイマー病の患者さんの脳で特徴的（とくちょう）なのは、脳が**縮んでいる**ことだ。実際に脳全体が小さくなり、（表面積を大きくするために重要な）しわの数も減ってしまう。いまのところアルツハイマー病に効く薬はまだないけど、世界中で治療法（ちりょう）の開発が熱心に進められているよ。

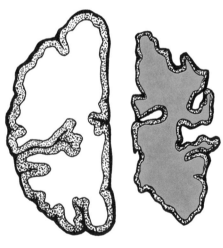

フレッシュな　　　　　熟成した
若者の脳1切れ　　　老人の脳1切れ

チーズ屋さんで

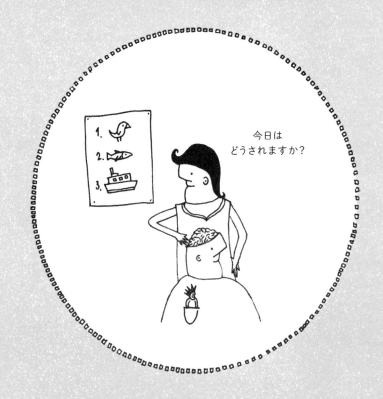

今日は
どうされますか？

やわらかい脳：
記憶と学習

記憶：短 → 長

新しいことを学習して、それを忘れないでいるためには、**記憶**する必要がある。たとえばきみは、自分の名前や住所、両親の名前、親友は誰か、好きな食べ物は何か覚えている。自転車に乗ることや泳ぐこと、文字を書いたり、スキップをすることも、どうやるか知っている。それから、かけ算の九九や英単語、世界各国の首都も暗記している。これは全部、記憶があるからできることなんだ。

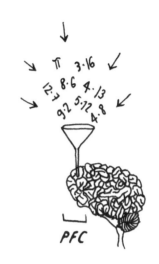

第3章をしっかり読んでくれていれば、**海馬**という領域が記憶にかかわっていることを覚えていると思う。そう、タツノオトシゴに似ているやつだ。ものすごくしっかり読んでくれていれば、記憶は細かく分けると256種類もあるといわれていることも覚えているかな？　ここで全部はあつかえないけれど、特に大切なものを見ていこう。

短期記憶のことは「短く」説明したよね。文字どおり短い時間しかもたない記憶のことだった。覚えていられるのはほんの短いあいだだけで、30秒もすれば忘れてしまうこともある。電話番号を調べて電話をかけるときや、買い物メモを作るときの記憶だよ。短期記憶は作業記憶（ワーキングメモリ）と呼ばれることもある。2つはまったく同じとはいえないという意見もあるけれど、だいたい同じものと考えておこう。

作業記憶は、何かをするために一時的に情報を保存しておく倉庫のようなところだ。しかも、この倉庫の容積には限りがある。作業記憶を使って同時に覚えておけることは最大で7つなんだ。それでも、作業記憶は日常

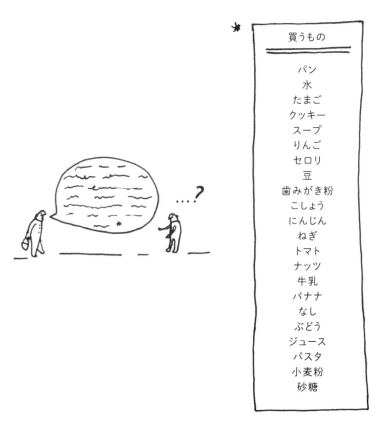

買うもの

パン
水
たまご
クッキー
スープ
りんご
セロリ
豆
歯みがき粉
こしょう
にんじん
ねぎ
トマト
ナッツ
牛乳
バナナ
なし
ぶどう
ジュース
パスタ
小麦粉
砂糖

覚えた？

生活のあらゆる場面で必要だし、まさに起きてから寝るまで、休まず使われている。電話番号をちょっとのあいだ覚えておくときのほか、会話をしているときにも。だって、誰かの質問に答えようとしても、質問自体を忘れてしまったら話にならないからね。ちなみに作業記憶には、主に前頭葉にある領域がかかわっている。

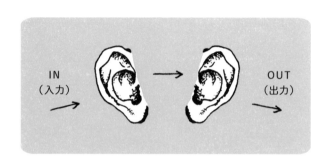

長く続く長期記憶

　短期記憶に対応する記憶の種類は**長期記憶**だった。長期記憶はさらに2つに分類される。まず陳述記憶と呼ばれるものから説明しよう。これは**意識的**に思い出せる記憶で、たとえば自分の名前、これまで学校の休みに旅行した場所、小学校1年生のときのクラスメートが誰だったか、など。こんな事実や思い出は、短期記憶に入れてすぐ忘れてしまうことよりも長い間保存される。それから、ベルギーの首都はブリュッセルで、モンゴルの首都はウランバートルだと覚えていられるのはこの記憶のおかげだ。英語の単語リストを暗記できるのもそう（みんながみんな、できることでもないかな……）。

　この陳述記憶に関係する大脳皮質の領域はいくつかあるけど、中心になるのは海馬だ。海馬は、記憶すべき情報がすべて保存されるようにはたらく。陳述記憶は、情報の断片のまま保存されるわけではない。経験したで

きごと、言葉や感情、味やにおいがすべて結びついたもので、とても入り組んでいる。たとえば、海といえば何を思い浮かべる？　浜辺に波、砂丘といったところかな。海の音やカモメの鳴き声、しょっぱい海水の味の思い出もあるかもしれない。日焼け止めクリームのにおい（お母さんが塗っときなさいってしつこかった）とか、アイスクリームの甘さ（海に行くといつもおばあちゃんが買ってくれた）もね。これは記憶ネットワークの複雑さを示すひとつの例で、こんな記憶は本当にたくさんある。脳は、だからやっぱりスーパーコンピューターなんだよ。

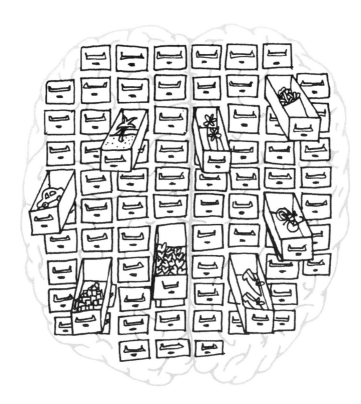

脳の記憶保管所

意識しなくてもできること

　長期記憶には、**非陳述記憶**と呼ばれるものもある。陳述記憶はその内容を言葉で説明できるような記憶だけど、非陳述記憶は言葉では表現しづらい記憶、無意識のうちに覚えていることを指している。海の例をもう一度考えてみよう。海と聞いて思い浮かべるもの——海に行ったことがあれば、すぐに答えられるよね。ほとんどの人は浜辺とか水、波を思い浮かべるだろうし、桟橋_{さんばし}や砂のお城って答える人もいるかもしれない。自分が経験したことが土台になっているから、細かいところは多少違う_{ちが}（海に行ったらアイス、じゃなくてパンケーキ、だったとか）だろうけど、誰に聞いても答えはそんなに変わらないはず。それに、もしちょっと変わった答えを返すとしても、なぜそう言うかを説明すれば納得_{なっとく}してもらえると思う。ところが、非陳述記憶はこの説明がやっかいなんだ。たとえば**自転車**の乗り方。どうやってこぐか、どうやってブレーキをかけるか、自分ではわかっていても、それを言葉で表現するのはすごく難しい。きみならどうやって説明する？　自転車にまたがって、ペダルに足をのせて、こぐ？　そんな単純なことじゃないよね。自転車に乗ったことのない人は、この説明を聞いてもたぶん乗れないよ。自転車は、練習して（何回か転んだりもして）乗れ

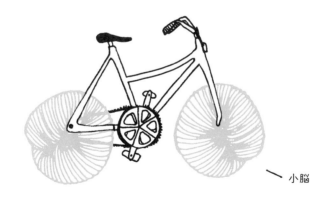

小脳

るようになるものだ。そしていったん乗れるようになると、いちいち意識しなくても自然に手足が動く。自転車だけじゃない。歩き方に走り方、泳ぎ方にスキップのしかた。何かをするときの決まったやり方は非陳述記憶に保管されるんだ。これには**大脳皮質**の下、脳の深いところにある領域がはたらいていて、海馬はあまりかかわっていない。記憶されるのが「からだで覚える」運動（意識しなくてもちゃんとできる動き）の場合は、**小脳**も仕事をしているよ。

パブロフと犬

　非陳述記憶は、専門用語で**（古典的）条件づけ**と呼ばれることにも関係している。ロシアの生理学者**イワン・パブロフ**がおこなった観察がもとになった考え方だ。パブロフは、研究室にいる**イヌ**がえさをもらうときに必ず唾液を出していることに気がついた。そこで、この現象を調べようと、まずベルを鳴らしてからえさを与えるようにした。「ベル→えさ」をしばらく続けるあいだ、イヌは変わらずえさをもらうときに唾液を出していた。そしてある日、ベルを鳴らしただけで、えさは与えなかった。イヌはどうしたと思う？　おいしい（？）えさはもらえなかったのに、やっぱり唾液を出したんだ。こんなふうに、ある刺激（ベルの音）と別の刺激（えさ）を結びつけて反応する（唾液を出す）ようになり、えさをもらえなくても、ベルの音を聞くと唾液が出るようになった状態を指して「**条件づけられた**」という。いつも「ベル→えさ」だったから、イヌはそれに慣れていたというわけ。

　これが、有名な「パブロフの犬」の実験。でも、もっとずっと昔、16世紀に行われた実験も紹介しておこう。こちらは**ラクダ**を使ったものだ。太鼓の音を聞かせながら、まだ小さい子どものラクダを焼けつくように熱い地面に立たせると、足が熱いので交互に持ち上げる。そうやって飛びはね

る様子は踊るように見えたらしい。やがてラクダは条件づけられて、太鼓をたたけば「ダンス」をするようになった……。ちょっと笑える話なのかな。でもこれではラクダがあんまりかわいそうだよね。

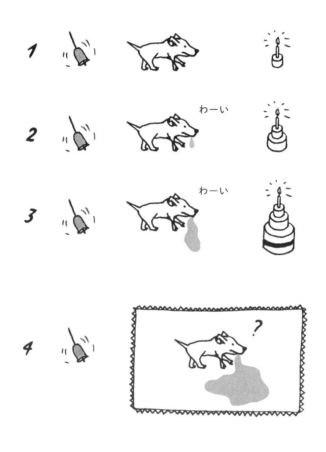

パブロフの犬

粘土の脳（脳の可塑性）

　ここまで記憶について説明してきたけど、**学習**についても見ておこう。じつは、20世紀の終わりまで、脳は10歳頃に発育が終わり、その後はあまり変化しないと考えられていた。それでいくと、いまこの本を読んでくれているきみの脳は、おじいちゃんおばあちゃんの脳とあまり変わらないということになるね。だけど、かなり最近になって、脳には**可塑性**があることがわかった。可塑性っていうのは、いろんなかたちを作れる性質のこと。

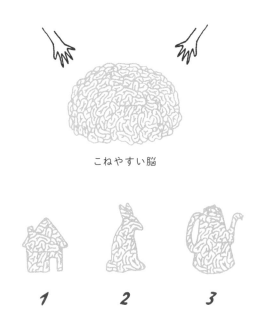

こねやすい脳

1　　　*2*　　　*3*

　こねてかたちを変えられる粘土なんかがそうだね。脳には、周囲の状況や入ってくる刺激にあわせて変化する能力があるんだ。刺激は見る・聞く・嗅ぐ・触れる・味わうことからはもちろん、いろんな活動（スポーツをするとか、音楽を聞くとか）、身近な人たちや食べものからも得られる。脳がどんなかたちになるかには、こんなことが全部かかわっているんだよ。

脳の回復

脳が生きているあいだに変化できることを脳の可塑性といった。この性質は何か新しいことを学習して身につけるために欠かせないものだけど、脳の病気になったりケガをしたときにも役に立つ。たとえば脳卒中（脳血管障害）で話したり歩いたりができなくなったとしよう。脳へのダメージがそれほど大きくなければ、これらの機能は回復するケースが多い。**リハビリテーション**といって、訓練・練習をくり返すことで、もう一度からだで覚えるんだよ。このとき、言語障害のある患者(かんじゃ)さんに発音や会話を指導するのは言語療法士（言語聴覚士）、運動能力の回復を手助けするのは理学療法(りょうほう)士の仕事だ。

語学のセンスと才能について

新しいことを学習するときと、何かの理由で失われた機能を取り戻(もど)すとき。脳の可塑性はどちらの場合でも助けになる。新しいテクニックを身につけようとすれば、やっぱり**練習**が肝心(かんじん)なんだね。ギターの上達を目指すなら、たまには楽譜(がくふ)の読み方をおさらいして、コードを練習するといい。ジミ・ヘンドリックスみたいなギターの天才（それ誰？　と思ったらお父さんかお母さんに聞いてみて）にはなれなくても、ちゃんとしたレッスンを受けて、しっかり練習することは、**才能**と同じくらい重要なことだよ。

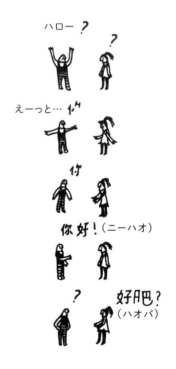

ハロー？

えーっと…

你好！（ニーハオ）

好吧？（ハオバ）

これは語学や数学についてもあてはまる。「語学脳」とか「数学脳」という言い方を聞いたことがあるかもしれないけど、じつはそんなものはない。もちろん、人と比べて計算が得意だとか、語学がよくできるという人はいるけど、基本のルールはとにもかくにも練習練習、練習！　回数をこなせば、その分上手になっていく。何をするにしろ、そのために必要なニューロンのつながりがだんだんと強くなるからね。

　本当に天才的に上手になるには、才能と訓練の両方が必要だ。まったくセンスがないようなことでも、たくさん練習すればましにはなる。でもたぶん「ものすごく上手」にはなれない。これは逆の言い方もできるよ。ジミ・ヘンドリックスの生まれ変わりかと思うくらいギターの才能があっても、全然練習しなければ、ロックスターになる夢はきっと夢のまま終わるということ。

タクシーとゲームとジャグリングが脳に与える影響

　第３章で、**タクシー運転手**さんの脳（正確に言えば海馬）が変化した話を紹介したね。ロンドンの道路地図を暗記した運転手さんは、混雑したロンドンの街中を縫うように走り抜けることができるようになる。それだけじゃなくて、海馬も大きくなる。脳は本当にかたちを変えることができる、やわらかいものなんだ。

　ほかにも、ゲームや**ジャグリング**で脳が変化することを示す例が知られている。そう、ビデオゲームだって脳に影響するんだよ。ここでは2004年に**ドラガンスキー**らが行った研究を紹介しよう。この実験の対象は、ジャグリングができない健康な学生。まず学生たちの脳のスキャンを撮り、その後３カ月間、週に数回ジャグリングの練習を続けてもらった。３カ月後にもう一度脳のスキャンを撮って、実験の前後で脳の変化を調べると、かなり大きくなっている部位があった。それは動いているものを見分けて処理する部位で、まさにジャグリングに関係があるところだったんだ。おも

しろいね！

　でも、実験はここで終わらなかった。今度は３カ月間ジャグリングの練習をせずにすごしてもらい、そのあとまたスキャンを撮った。脳はどうなったと思う？　練習をやめると、脳はジャグリングができるようになる前の状態に戻っていたんだよ。

　練習をやめるとできなくなってしまうことがある。これがまさに**脳の可塑性**の原則だ。せっかくできたニューロンのつながりも、あまり使われなくなると弱くなってしまうんだね。

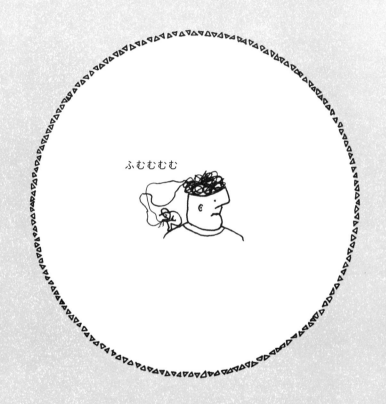

ふむむむむ

コードのからまり

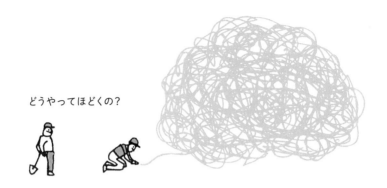

どうやってほどくの？

　ここまでの章で、きみがもっているスーパーコンピューター（つまりきみの脳）の、びっくりするくらいややこしくてすごいしくみを説明してきた。脳がこんなにも複雑なものだとわかれば、たまにはちょっとした故障、どこかおかしくなることがあるのも納得できるよね。**配線の問題**と言ってもいいかな。ほんの小さなきずが大問題につながることもあれば、大ごとなのにほとんど目につかないものもある。配線のどこが悪いかで、話はかなり変わってくるんだ。この章では、脳の機能の障害が関係する病気や、特定のことがうまくできなくなる病気について取り上げる。認知症のことは第7章に出てきたから、それ以外のものを見ていこう。

自閉症と「才能の小島」

　自閉症をもって生まれてくる人もいる。症状としてよくみられるのは、コミュニケーションが苦手であること。新しい状況や知らない人になかなかなじめないこともそうだ。世界では、子ども1000人あたり1人か2人が自閉症をもっていて、男子は女子の4倍くらい多い。自閉症のくわしい原

因はまだわかっていないけど、自閉症の人と自閉症がない人では脳の構造に違いがあることは確かめられているよ。脳梁（左右の脳半球をつなぐ場所）、扁桃体（情動の中枢）、小脳などは見た目が違い、その機能にも差があると考えられている。ほかに、自閉症の人は神経伝達物質のバランスがくずれていることを示す研究もある。

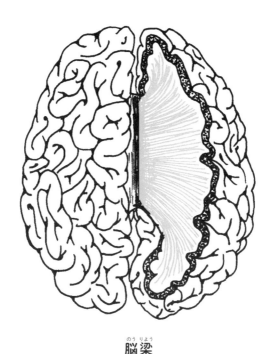

脳梁

　自閉症の人の中には、**才能の小島**と呼ばれるものをもっている人もいる。これは、特定の分野で飛びぬけて優れた能力を発揮できること。本当の天才だね。信じられないくらい計算が得意だったり、絵を描くのがうまかったり、あることをものすごくよく知っていたりする人がいるよ。ちなみに、最近では自閉症のかわりに「自閉症スペクトラム障害」という呼び方が使われたりもする。

ADHD（注意欠陥・多動性障害）

　自閉症と同じように、**ＡＤＨＤ**も生まれつきのものだ。ＡＤＨＤでは、ひとつのことに長く集中できない（注意欠陥）、自分の順番を待てない・大声を出す（衝動性）、黙ってじっとしていられない（多動性）といった症状が現れる。ＡＤＨＤの子どもは注意力が散漫になりがちで、学校で授業についていけなくなってしまうこともある。ＡＤＨＤをもっている人は人口の５％程度といわれていて、自閉症と同じく男子のほうが多い。男子の割合は女子のおよそ３倍だ。

　ＡＤＨＤについてはかなり研究が進んでいるけど、それでも決定的な原因はまだ明らかになっていない。脳のスキャンを見ると、ＡＤＨＤの人は大脳皮質の発達が遅い。だから脳が「大人」になるのに時間がかかるのではと考えられている。また、ＡＤＨＤの人の脳では、ＡＤＨＤのない人の脳に比べて小さい部位があって、衝動をコントロールする部位（ＰＦＣだったね）や集中力にかかわる領域でその差が目立つ。しかも、脳が小さめというだけでなくて、ＭＲＩスキャンやＰＥＴスキャンを調べると、大きさに差のある領域ではその機能も低下していることがわかった。ＡＤＨＤに特徴的な症状はこのことから説明できそうだね。それから、ＡＤＨＤでも特定の神経伝達物質が少なくなっているので、薬を使ってこのバランスを取り戻す治療法がある。薬でとてもよくなったという人もいるけれど、残念ながら誰にでも効果のあるものではないんだ。

　ところで、さまざまな分野の有名人でＡＤＨＤといわれる人が多いのは知っている？　ジャスティン・ティンバーレイク、ナポレオン、ベートーヴェン、ピカソ、ジョン・レノン、アルバート・アインシュタイン……タレントからロックスター、天才的な科学者まで。ＡＤＨＤの人は気が散りやすい反面、やりたいことや好きなことには周囲が驚くほど熱中する。そんなのめり込みから成功をおさめた人も多いということだね。

ADHDの有名人

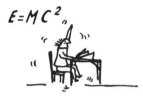

若いアインシュタイン

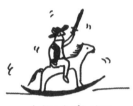

小さいナポレオン

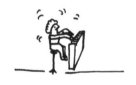

ちびっ子ベートーヴェン

パーキンソン病：一種の運動障害

　パーキンソン病（単に**パーキンソン**ということもある）は中枢神経系が変性していく病気だ。主な症状は、手足のふるえ、筋肉のこわばり、動作が遅くなること、バランスがとりづらく姿勢が悪くなること。だからパーキンソン病は**運動障害**ともいえる。立ったり歩いたりが難しくなっていくのはもちろんだけど、字を書いたり、言葉を発したりする能力も病気の影

響を受けるんだ。特に字の変化は特徴的なので、手書き文字の分析から初期のパーキンソン病がわかる（「診断」という）ようになる可能性もあるといわれているよ。

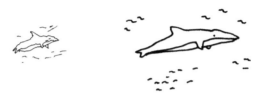

パーキンソン病があるとき　　　　パーキンソン病がないとき

　パーキンソン病の患者さんには、運動機能の障害のほかに、集中力低下、抑うつ状態、不安などの症状も現れる。パーキンソン病は幅広い年代でみられるけど、病気になるリスクは年齢が上がるほど大きくなっていく。

パーキンソン病と黒質

　パーキンソン病の「故障箇所」については、かなりたくさんのことがわかっている。問題の場所は大脳皮質の下、脳の奥深くに位置する**大脳基底核**。これはニューロンの集まりで、尾状核、被殻、淡蒼球、**黒質**、視床下核など、いくつもの構造をまとめた呼び方だ。ここはちょっとややこしいので、作業記憶に入れてもらえればOK（だし、すぐまた忘れてしまってもOK）だよ。パーキンソン病に関係があるのは黒質で、特にその内部のニューロンが死んでしまうことが影響していると考えられている。ここでニューロンが少なくなるとドーパミンの不足が起こり、大脳皮質で運動を調節する領域（覚えてる？　前頭葉だよ）に送られる信号が減少してしまう。パーキンソン病の患者さんによくみられる運動障害は、これで説明できるよね。

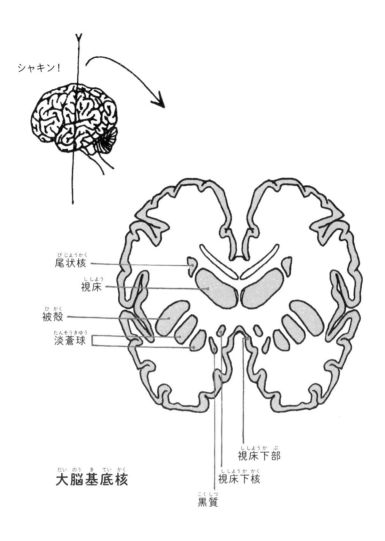

シャキン！

尾状核（びじょうかく）

視床（ししょう）

被殻（ひかく）

淡蒼球（たんそうきゅう）

大脳基底核（だいのうきていかく）

黒質（こくしつ）

視床下核（ししょうかかく）

視床下部（ししょうかぶ）

てんかん：脳がショートする

　<u>てんかん</u>は、昔は「倒れ病（たおれびょう）」と呼ばれたりもした。いまもかなりよくある病気だよ。てんかんをもっている人はおよそ200人に１人。子どもに多くて、その場合は「小児（しょうに）てんかん」と呼ばれる（研究者だって、いつもい

つも簡単なことをわざわざ難しくしているわけじゃないんだよ）。てんかんにはいくつかの種類があるけど、一般的にてんかんの発作というと、意識を失って倒れ、全身が硬直するものだ。てんかんかどうかを診断するときには、ＥＥＧやＭＲＩスキャン（第2章を見てね）をはじめ、いろんな検査をする。てんかんがどうやって起こるかは、まだ解明されていない。はっきりしているのは、たくさんのニューロンが突然同時に放電し、発作がおきるということ。つまり、てんかんの発作は脳が**ショート**している状態なんだ。

うつ病：長くて深い気分の落ち込み

うつ病は、気分障害に分類される精神障害の一種だ。付き合っていた人と別れて悲しくてしょげていたり、ちょっと落ち込んだりしているような状態は、うつ病とはいわない。うつ病と診断されるのは、次にあげた**症状**の5つ以上にあてはまり、それが2週間以上続くときだ。

・憂うつな気分がほとんど一日中続く

・自分がすることに興味や喜びを失った

・体重がかなり増えた、またはひどく減った

・いくら寝ても眠い、または眠れなくなった

・活動的でなくなった、話し方や動作がのろくなった

・疲れやすい、気力がない

・自分は価値のない人間だと感じたり、過度の罪悪感にとらわれる

・集中力がなくなった

・死にたい、自殺することも考える

世界保健機関（WHO）によれば、うつ病は「21世紀の病気」だ。うつ病または不安障害に苦しんでいる人は、ヨーロッパでは人口の25％くらいと考えられているけど、これは4人に1人ということだね。うつ病の症状は人によっていろんな現れ方をするし、うつ病自体にもいろいろな分類があるから、とても複雑な病気なんだ。

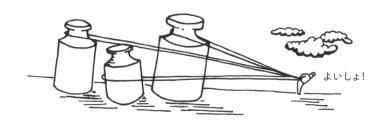

よいしょ!

うつ病：ストレスがたたったとき

　長期にわたる**ストレス**は、うつ病を引き起こす要因のひとつといわれる。強いショックや生活が変わるようなできごと——大切な人を失うこと、失業、虐待など——からうつ病を発症することもある。うつ病は男性よりも女性のほうが2倍なりやすい。男性と女性では脳内のネットワークに違いがあるし、脳の構造やホルモンなど脳でつくられる物質の量にも男女差があることがわかっている。このような違いに注目すれば、女性がうつ病になりやすい理由が解明できるかもしれないよ。

うつ病の脳

　うつ病の研究はたくさんあって、**ノーベル賞**まで受賞した研究もある。うつ病が起きるしくみはまだ明らかになっていないけど、セロトニンやドーパミンなど、特定の神経伝達物質が不足することで症状が現れるという

考え方がある。また、うつ病の人は複数の脳の領域に変化が現れることも示されている。たとえば、悲しくなったり、きもちがふさいでいるときは、扁桃体がふだんよりも活発に機能している。それから、うつ病の人の海馬（かいば）は小さく縮んでいて、病気が治っても正常な大きさには戻らないことが知られている。

うつ病の治療：時代遅れの手術法から効果的な治療へ

うつ病の患者さんを救うために、これまでさまざまな**治療法**が試されてきた。だけど、そのすべてに科学的な根拠（こんきょ）があったかというと、とてもそうとは言えない。昔は、頭の中にある「悪いもの」を外に逃がすために頭蓋骨（がいこつ）に穴を開けたり（穿頭（せんとう）という）、脳の一部を切り取ったり（ふつうは前頭葉を切り離した。ロボトミーという）と、相当おそろしいことが行われていたんだ。想像できると思うけど、患者さんの状態が明らかによくなるわけでもなかったから、いまこんな手術はもうしない。最近は、うつ病

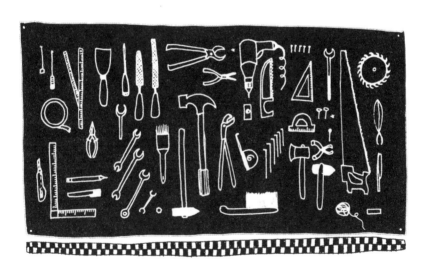

どんな仕事でもそれに適した道具がある

と診断されると抗うつ薬と呼ばれる薬が処方される。セロトニンやドーパミンなどの神経伝達物質の量を調整する薬だ。そのほか、心理学の専門家や精神科医と話し合いながら問題の解決を目指す方法もよく使われる。場合によっては瞑想も効果があるとされているよ。

依存症：人類の歴史と同じくらい古い病気

　クセになりそうなものは、いつの時代にも人間の身近にあった。エジプト人もローマ人もお酒を作って、それなりに飲んでいた。**依存症**は誰かの人生をめちゃくちゃにしてしまうことがある。お酒を飲みすぎる人は肝臓の病気やのどのがんになりやすい。たばこは肺がんにつながるし、薬物（ドラッグ）がやめられなくなると記憶力や集中力が低下するといわれる。しかも依存症になってしまうと、ふつうの生活ができなくなることが多い。依存しているものやことにお金をつぎ込んだり、仕事に行かなくなったりして、ますます深みにはまってしまうんだ。

　「気が弱いから」「優柔不断だから」依存症になったと考える人はかなり多い。依存はどうして起こるんだろう？　やっぱり軟弱だから？　いや、そうではないことはもう明らかになっている。そしてその謎を解く鍵は、もうわかるよね、脳にあるんだよ。

依存症：やめられない・とまらない

　アルコール、たばこ、薬物。依存症と聞くと、こんな「もの」への依存を考えがちだけど、やめられなくなってしまうことはほかにもたくさんある。ゲームやギャンブル、買い物がやめられない、いくら食べても食欲がとまらない……依存症にはいろいろな種類があるんだ。とはいえどんな依存症でも、特定の物質や行為に身体的・精神的に**依存**して、それなしでいられなくなることは共通している。依存症になると、そのことが頭から離

れず、仕事や家族関係などそれ以外のことがおろそかになっていく。そして、アルコールや薬物、あるいはゲームをすることをとにかく優先して生活するようになる。しかも、アルコール依存症や薬物依存症の人はさまざまな**健康上の問題**を抱えやすい。「まだまし」かもしれない買い物依存症でも、金銭的なトラブルになったり、家族の生活に大きな支障が出たりすることがある。

　摂食障害（拒食症・過食症）も依存症のひとつとしてあつかわれることが多い。問題が現れる脳の領域が同じだし、摂食障害も本人の願望（食べたくない・食べたい）を満たすために極端な行動をとるようになるからだよ。

依存症と報酬系

　脳の**報酬系**については、第6章で簡単に説明したね。側坐核（報酬中枢）、ＰＦＣ、扁桃体、海馬などが関係する回路で、恋をするときにもかかわってくるところだった。報酬系は、特定の感情を経験にリンクさせるはたらきをもっている。ある食べ物（たとえばチョコレート）を食べておいしかったとか、ある音楽を聞いて楽しいきもちになったとか。前に出てきたように、この「おいしい」「楽しい」は、心地よさをもたらす神経伝達物質ドーパミンが放出されることで感じられる。そして、そのときの行動が記憶されるんだ。薬物を使用したり、お酒（アルコール）を飲んだりしたときにも同じで、ドーパミンが増加して報酬系が刺激される。アルコールや薬物が危険なのは、ドーパミンが放出されたときに生じる快感を求めて、その物質を習慣的に体に入れるようになる人がいるから。そんな人は「1杯だけ・1回だけ」ではすまなくなり、量が増えていく。アルコールに依存性があるというのは、このことを指している。

　お酒をしょっちゅう飲むようになると、**ドーパミン受容体**がだんだんと減っていく。受容体とは物質を受けとるしくみをもった構造のことで、特

定の物質と受容体は鍵と鍵穴の関係にある。ドーパミン受容体にぴったりはまる物質はドーパミンだけなんだ。受容体の数が減ると、これが受けとるドーパミンも少なくなり、報酬系への刺激が弱くなる。それまでの量では満足できなくなるので、以前と同じだけの刺激を得ようとして、量が次第に増えていく。こうしてお酒がやめられなくなってしまった状態をアルコール依存という。脳内で同じ効果を得て、快の感情を感じるためには、薬物（アルコールも薬物だ）の量を増やし続けなければならないというわけ。この行動パターンはそう簡単には断ち切れない。お酒に限らずほかの依存症でも、起きていることは同じだ。

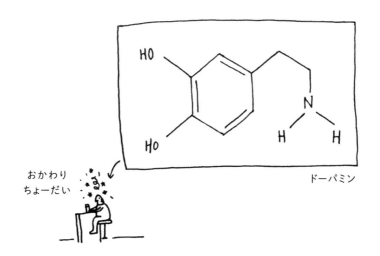

おかわり
ちょーだい

ドーパミン

ハマる脳：どんな人が危ないか

依存症の人とそうでない人の脳には明らかな違いがあって、なかでもＰＦＣに差が見られることはよく知られている。ここまで何度も登場しているけど、ＰＦＣは前頭葉にある領域で、情動を調節して衝動的な行動をコントロールしているんだったよね。ほら、何かありそうな気がしない？

どんな人が依存症になりやすいかとか、依存症になる人とならない人の特徴などは、ひとくちには言えない。だけど、依存症になりやすいタイプは確かにあって、それには**遺伝**の影響が強いことがわかっている。遺伝的、つまり生まれつきドーパミン受容体の数が少ない人の報酬中枢は刺激に対する反応が鈍く、何をしてもなかなか快感が得られない。そんな人は物足りずに量を増やしがちで、依存につながりやすいというのは想像できるよね。

　思春期の若者も依存症になるリスクが高い。これは**若い脳**の発達のしかた、特にＰＦＣなど脳の一部で成熟のスピードが遅いことが関係している（第7章を思い出してね）。依存症の大人で、じつはその依存が思春期に始まっていたという人は多いよ。しかも、早くからお酒やたばこをはじめた人は、それだけ依存症になるリスクが高いこともわかっている。昔から言われるように、「予防に勝る治療なし」はここでもあてはまるわけだ。

依存症の治療

　依存から抜け出そうとがんばる人もいる。でも、これはすごく努力のいることで、途中でまた前の状態に戻ってしまうケースも多い。ふつうは専門家の手を借りて治療を進めるけど、それでも長くてつらい道のりだ。まず肝心なのは、依存しているものや行為をやめること。依存症によっては、「離脱症状」といって、発汗や吐き気のほか、熱が出たり筋肉がかたくこわばったりすることもあるよ。**依存を断ち切る**ためには、身体的にも精神的にも相当に厳しい期間をのりこえないといけない。

　たとえばアルコール依存症の治療では、お酒を飲むと気分が悪くなる薬や、飲みたい欲求をおさえる薬を使うこともある。だけど、どんな治療を受けるにしても、いちばん大切なのは本人の意志なんだ。

ディスレクシア：読み書きに苦労する

ⴀの,乙"ω̦ょう⑫、⑫じじめ⑫言売ゐに＜L1 か̰もし ̦ ̦ ない ̦ ̦ けど"、

わか ̦ ⱱⴀ'ひ＜に言売めゐよⴀ。

そ ̦ ⑫脳のおか ̦ げ"ゲ"ん だよ。

テ"ィ7、レ ノ7＝ノァ

　いや、これは暗号じゃないよ。きみが上の文を読めたのなら、脳が周囲の状況から情報を読み取るのがどんなにうまいかわかるよね。この例のように読むのにちょっとコツが必要なときでも、書かれてあることがちゃんと理解できるのは脳のおかげだ。だけど、文字を正確に読むのは誰でもできて当たり前かというと、そうでもない。知能に遅れはないのに、読み書きがなかなかできない状態のことを**ディスレクシア（発達性読み書き障害）**という。どのくらいの人がこの問題を抱えているかははっきりしないけど、人口の５％くらいではないかと考えられている。20人に１人ということだね。ディスレクシアの人は文字を読むことに時間がかかり、まわりがわがやがやとうるさかったり、気が散ったりすると読めない。単語を正しく**書く**ことも苦手で、文字と音の対応関係がわからず、書きまちがいが多くなる。ディスレクシアは言語によって現れる頻度が違うんだよ。英語圏では５人に１人が症状をもっているといわれていて、スペイン語やイタリア語を使う国（50人から100人に１人）よりもずっと多い。日本語はひらがな・カタカナ・漢字があるぶんアルファベットだけの言語より複雑だけれど、小学生で７〜８％と考えられている。

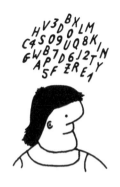

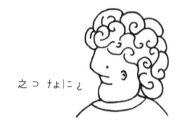

之っ ナょに¿

　これは、それぞれの言語の発音と文字の対応を考えてみるとわかるかも。スペイン語やイタリア語ではほとんどの文字で音（読み）が1とおりしかなくて、単語はほぼ発音どおりにつづられる。でも、英語ではその規則はなかなかあてはまらない。だから、音と文字をうまく結びつけられない人もそれだけ出てくるということ。日本語だと、単語と単語を分けて書かないから、読んでわかるためには文章の区切りを見つけないといけないという難しさもあるよ。ちなみに、ディスレクシアとディスカリキュリア（算数障害；説明はこのあとすぐ）は少しだけ男子に多いといわれているけど、正確なところはわからない。また、ディスレクシアとディスカリキュリアは**遺伝性**があると考えられている。両親のどちらかに症状があれば、子どもに症状が現れる確率は30％も高くなるそうだ。でも、これには当然読み書きの経験や教育もかかわってくる。だから遺伝と環境、両方の原因が組み合わさったものといえるよ。

　ディスレクシアのある人の脳は、ない人の脳と比べると、側頭葉の言語に関係する領域、小脳、さらに左右の大脳半球を結ぶ**脳梁**に違いが見られる。ここから、脳梁の機能障害のために左右の脳半球の間で情報の連絡がうまくいかず、読めない・読みづらいという症状につながっているという考え方がある。またディスレクシアの人は特定の領域の**ニューロン**の数が

少ないこともわかっている。つまり、脳の構造だけでなく、その活動にも差があるわけだ。ディスレクシアの原因はまだくわしくは明らかになっていないけど、こんなところから説明できるようになるかもしれないね。

ディスカリキュリア：数字が苦手

　数字や数式を理解しにくい状態を**ディスカリキュリア（算数障害）**という。ディスカリキュリアをもつ人は、一般的な「算数が苦手」ではなくて、特に計算することが困難になるんだ。ディスカリキュリアの人がどのくらいいるかはまだよくわかっていない。10人に1人から50人に1人と推定にも幅がある。ディスレクシアと同じように、ディスカリキュリアも遺伝が重要な要因だと考えられていて、脳の構造と活動についても同じような違いが見られるよ。

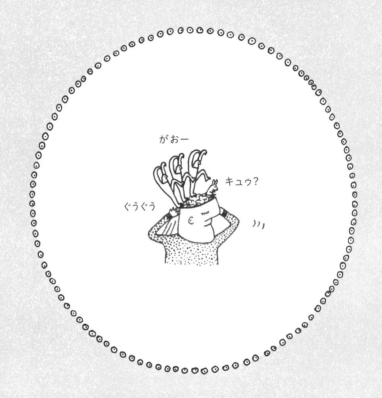

ぐぅぐぅぐぅ
起きていることから
こわい夢まで

意識

　意識という言葉はいくつものとらえ方ができる。いろんな意味で使われているけど、ふつうは「意識」というと「自分の存在を理解していること」という意味が多いかな。でも「周囲の状況を感じること・認識すること」という意味もあるよね。「意識がある・ない」という使い方もあるし、昏睡（一切の刺激に反応しない状態）などを指して「意識障害」と言ったりもする。3つめの「意識」（意識障害や意識不明の意識）については、この章の後半で見ていくよ。

　人間は眠っているあいだ、周囲の状況はさほど意識していない。だけど刺激があれば（たとえば目覚まし時計が鳴れば）目を覚ます。これを睡眠に対して覚醒というよ。一方、昏睡状態の人は、目覚まし時計が耳のすぐそばで鳴っていても目を覚ますことがない。

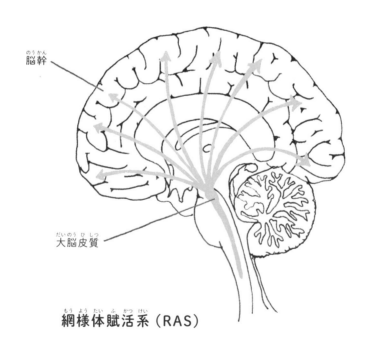

脳幹

大脳皮質

網様体賦活系（RAS）

意識がある状態（覚醒状態）にかかわる部位としては、**大脳皮質**（脳の表面をおおう灰白質の層）と脳幹にある網様体の2つが重要だ。ここで**脳幹**は意識に関係のあるさまざまなメカニズムを調節していて、このしくみには網様体賦活系（ＲＡＳ）という難しい名前がついている。ＲＡＳに異常があると、覚醒と睡眠に問題が起きることがある。

Zzzzz　睡眠

　寝られるのっていいよね。きもちいいだけじゃなくて、からだを休めるために大切なことだよ。新しく体験・学習したことを処理するためにも。しっかりからだを休めたければ、平均8時間くらいの**睡眠**が必要だといわれるけど、これは年齢にもよる。赤ちゃんに必要な睡眠時間はこれよりずっと長いし、思春期の若者にも長めの睡眠が必要だ（第7章で出てきたね）。

　動物の睡眠時間はどうだろう。たとえばネコは1日に平均して14時間寝ている。でもコウモリのなかには1日20時間も眠っている種があるよ。イルカやサメは、第4章で読んだように脳を半分ずつ交代で眠らせる。キリンはたったの2時間くらい。動物によってずいぶん違うんだね。

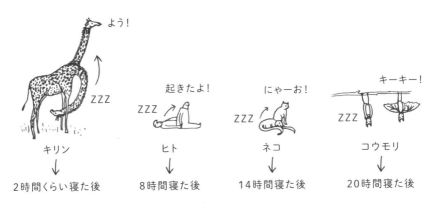

よう！

ZZZ

キリン

2時間くらい寝た後

起きたよ！

ZZZ

ヒト

8時間寝た後

にゃーお！

ZZZ

ネコ

14時間寝た後

キーキー！

ZZZ

コウモリ

20時間寝た後

みんなたっぷり寝た

昼夜リズムと睡眠のパターンは、脳幹と視床下部が中心となって調節している。脳には、ＰＦＣや言語にかかわる領域のように、昼間に比べて夜は活動が少ない部位があることが知られている。情動にかかわる辺縁系は逆に睡眠中に活性化するんだよ。

睡眠中の脳波

睡眠中の脳は何もしていない。昔はそう考えられていたけど、これは大まちがいだった。眠っているあいだも脳は活発にはたらいている。頭の中のスーパーコンピューターはシャットダウンしないんだよ。第２章で脳を調べるときに使われる技術をいろいろ見たね。ＥＥＧというのを覚えてる？　そう、センサーがたくさんついたヘンテコな水泳帽をかぶって、脳

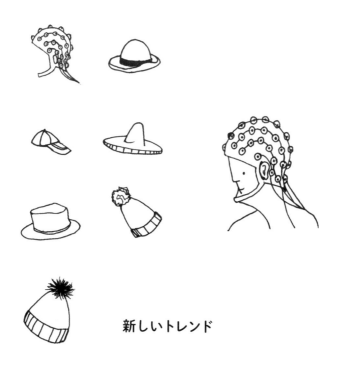

新しいトレンド

の電気活動を測る方法だ。ＥＥＧではいろんなかたちの<u>波</u>が見える。ぎざぎざした波、なだらかな波。波の大きさもさまざまだ。眠っているあいだに脳波を測定することで（水泳帽のままだから寝心地はよくないけど、科学のためならがまんがまん……）、一晩の睡眠はいくつかのステージから成り立っていることがわかった。波のかたちを見れば、眠っている人がどの睡眠ステージにいるか判断できるんだよ。

睡眠ステージＩ：うとうと・すぅすぅ

眠りにはレム睡眠とノンレム睡眠がある。起きていてリラックスしている状態のとき、ＥＥＧで見られるのはアルファ波だ。そしてそのうち、うとうとしはじめる。目を開けていられないし、まわりのこともあまりわからない……そう、眠りはじめ。これが**ノンレム睡眠**の**睡眠ステージＩ**。ＥＥＧはリズムのない（パターンが特にない）平らな波で、心拍<small>しんぱく</small>はゆっくり、呼吸もおだやかになる。夢はまず見ないけど、高いところから落ちるように感じてビクッと目が覚めることはあるかもしれない。これはじつは、寝入りばなの意識が何とか起きていようとぎりぎりまでがんばっているせいなんだ。

睡眠ステージＩＩ：一晩の半分

でも、意識は起きていられない。そして浅い眠りが始まる。そう、ノンレム睡眠の**睡眠ステージＩＩ**に入ったんだよ。ステージＩは「眠気がさした」状態で、本当に眠り込んでいるのはこのステージＩＩからになる。まわりの状況は知覚できないし、心身ともにリラックスする。実際、筋肉の緊<small>きん</small>張<small>ちょう</small>もゆるむよ。ＥＥＧでは小さな波が続き、ときどき特徴<small>とくちょう</small>的なかたちがみられるようになる。短い時間に連続して現れ、電気コイルのようなのを**睡眠紡錘波**<small>ぼうすいは</small>、大きなピークをもつものを**Ｋ複合波**と呼ぶ。睡眠紡錘波とＫ複

合波は、たとえば音など、外からの刺激に対する感度を低下させて、睡眠を「維持する」はたらきをしている。そのまま眠り続けるためのしくみとも言えるね。また、その日に得た情報を処理することにもかかわっている。平均的な一晩の睡眠で睡眠ステージⅡは数回くり返すけど、睡眠時間の50％くらいがこのステージの睡眠ということもあるよ。

睡眠ステージⅢとⅣ：深い眠り

　睡眠ステージⅡからさらに眠りが深くなると、ノンレム睡眠の**睡眠ステージⅢ**と**Ⅳ**に入る。このような**深い睡眠状態**にあるとき、周囲の状況はまずほとんど知覚できない。一晩眠っているあいだの20％前後はこの２つの睡眠ステージをあわせたもので占められる。ＥＥＧは大きくゆっくりした波だ。脳の活動は最小限になって、呼吸数や心拍数、血圧も低くなる。このステージで起こされると、ちゃんと目が覚めるまで少し時間がかかる。え？　毎朝そうだって？

　寝言を言ったり、寝たまま歩き回ったり、おねしょをしてしまったりするようなことは、この睡眠ステージで起こりやすい。夢は、このステージでも見ることはあるけど、レム睡眠中のほうが多いよ。

レム睡眠：目の動きと筋肉のまひ

　眠って夢を見ているなら、**レム睡眠**の状態まで来たんだよ。レム睡眠は睡眠時間の20〜25％を占めるといわれるけど、これは年齢層によっても違う。生まれたばかりの赤ちゃんなら80％がレム睡眠だよ。ちなみにレムはＲＥＭと書いて、Rapid Eye Movement（急速眼球運動）の略。レム睡眠中は、まぶたの下で眼球がきょろきょろと動いている。これが起こる理由はまだわかっていないところが多いけど、夢で見る映像に関係していると考えられているよ。じつは、レム睡眠は「ゆっくり休む」ステージではな

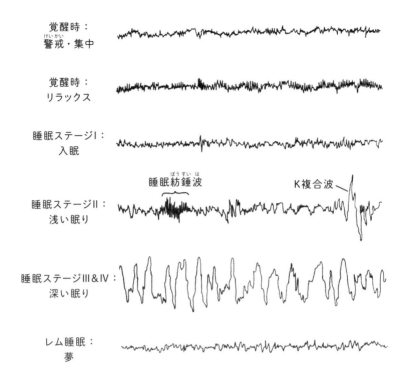

覚醒時：
警戒・集中

覚醒時：
リラックス

睡眠ステージⅠ：
入眠

睡眠紡錘波

K複合波

睡眠ステージⅡ：
浅い眠り

睡眠ステージⅢ＆Ⅳ：
深い眠り

レム睡眠：
夢

いんだ。脳はとても活発に活動していて、酸素とエネルギーを大量に使う。昼間より多いこともあるくらいだ。呼吸数や心拍数、血圧もまた上がっていく。

　レム睡眠中、筋肉だけは脳との通信を完全に「遮断」されて、脳からの指令は筋肉まで届かないようになっている。からだがまひして動かないような状態だ。でも、そのためにちょっと困ったことも起きる。こわい夢を見て目が覚めたのに、動こうとしても動けない……。そう、**金縛り**。きみもなったことあるんじゃないかな。すごくあせるし、きもち悪いよね。レム睡眠中は筋肉に指令を送る脳の部位が活動できないから、頭はそれなりに起きているのにからだは動かないということになってしまうんだ。すご

くはっきりとした夢やこわい夢を見るのはレム睡眠のときが多いんだけど、そんなときにからだを動かしてけがをしないようにするメカニズムが金縛りだという考え方もあるよ。

夢の世界＝自分専用の映画（館）

　夢を見るのはレム睡眠のとき。だけど**夢を見る**ってどういうことかな？だいたい、なぜ夢を見るんだろう？　夢とは、眠っているあいだに頭に浮かんでくる場面や感覚、感触のことだ。きみも知っているように、それが楽しいか楽しくないかというのはまた別の話。本当に体験しているような気がする夢も多いよね。自分で監督・撮影して、自分の頭の中で上映する映画みたいなものかな。でも、この映画は短いよ。２、３秒とか（それって映画？）、長くても20分くらいまで。ふつうで退屈なストーリーもあれば、たまに全然つじつまが合わなくて、すごく変なことが起こる夢もあるよね。

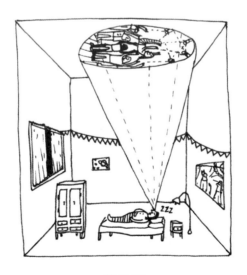

夢映画

ひとつ変わらないのは、どんな夢でも主役はきみだということ。夢はだいたい色つきだけど、白黒の夢しか見ないという人もいる（昔の映画みたいな画面なのかな）。ところで、誰でも毎晩、赤ちゃんのときから死んでしまうまで、夢を見ているって知ってた？　ほとんどの夢は目を覚ましたら忘れてしまうんだね。

　生まれつき目の見えない人も夢を見る。映像は出てこなくて、音や触覚、においなど、ほかの感覚が表れるそうだよ。

夢を見ることと脳

　脳がどんなふうにして夢を作っているのか、このしくみはまだ謎のままだけど、少しずつ研究が進んでいる。たとえば、夢にかかわる脳の部位は主に２つあることがわかった。後頭葉・側頭葉・頭頂葉が接するところと、前頭葉の中でドーパミン（心地よさを生む神経伝達物質）が多いところ。頭頂葉にダメージがあるとまったく夢を見なくなり、**ドーパミン**が少ない人はあまり夢を見ないことから、こう考えられるようになったんだよ。パーキンソン病でドーパミンを増やす薬を飲んでいる人は、逆にはっきりした夢を見るようになるらしい。

夢の意味

　夢とは何だろう。哲学者、心理学者、脳科学者に限らず、いろいろな立場の人が、昔から夢とその**意味**を研究し、さまざまな理論を生み出してきた。世界には、夢は生活の一部なのだからいいかげんにあつかってはいけないと考えて、いまでも毎日夢の解釈をしている人たちもいるよ。

　古代のエジプト人やギリシャ人は、夢は神の**お告げ**、あるいは死者からの伝言だと信じていた。何かを予言するもの、というわけだね。だけど、

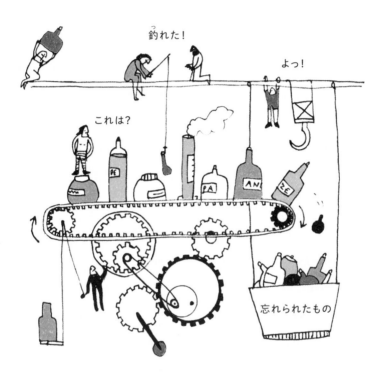

夢を選ぶ

ギリシャの哲学者アリストテレスは、夢はむしろ睡眠中に心に浮かぶ**イメージ**から生まれるものであって、お告げのような特別な意味はないと考えていた。

夢の解釈に関していちばん有名な学者といえば**ジークムント・フロイト**。19世紀の終わりから20世紀の初めにかけて活躍した精神科医だよ。フロイトは、夢を潜在意識に通じる道だとみなして、夢には本人の隠れた願望が表れるという立場をとった。その後もたくさんの脳科学者が夢に関して独自の研究を続けている。今日主流の考えでは、夢とは脳が昼間受けとった刺激を整理し、必要な情報を定着させようとする現象のことだ。

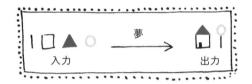

意識障害

外からのどんな刺激（音、光、痛み）にも反応がなく、目を覚まさず、自分の意志で体を動かせない状態を**昏睡**という。だから、昏睡状態の人は、意識的に何かに触れたり、話したり、聞いたり、動いたりができない。

脳にダメージがあって昏睡状態になることもあるけど、病院で人工的に患者さんを昏睡させることもあるよ。ひどいやけどとか、自動車事故で重傷を負ったときの治療のためで、昏睡状態になると痛みを感じなくなるからね。昏睡状態になって2、3日で目覚める人もいれば、何カ月、あるいは何年も目を覚まさない人もいる。時間がかかっても最終的に目が覚めればいいけど、そうでなければ**植物状態**になってしまう。「植物」の状態は重度の昏睡で、これも意識障害のひとつだ。植物状態の患者さんは、から

だを動かしたり目を開けたりすることがある。でもこれは、そうしようと意識した動作ではないんだ。

　もうひとつ、**最小意識状態**と呼ばれる状態がある。この状態にある人は、「手を握って」「目を開けて」といった単純な指示に従うことができる。意識にはいくつかのレベルがあって、昏睡状態にも深さの違いがあるということだね。

　意識は、脳の研究の中でも特に調べるのが難しいものだ。脳を画像として見る技術が発達したおかげで、最近では意識障害について多くのことがわかるようになってきた。

閉じ込め症候群

　昏睡とは違い、**閉じ込め症候群**の患者さんは周囲で起こっていることを100％認識できる、つまり意識がある。自分のからだに閉じ込められ、鍵をかけられているような状態なんだ。ほぼ完全なまひ状態にあるために、意識ははっきりしているのに、からだを動かして反応することができず、**コミュニケーション**がとれない。閉じ込め症候群は、ほとんどの場合脳卒中（脳血管障害）が原因で起こる。具体的には脳幹の脳梗塞で、脊髄への信号伝達ができなくなり、全身にまひが生じるわけだ。

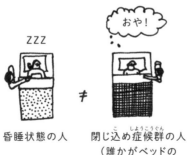

ZZZ

おや！

昏睡状態の人　　≠　　閉じ込め症候群の人
　　　　　　　　　　　（誰かがベッドの
　　　　　　　　　　　　そばに来たらわかる）

閉じ込め症候群の患者さんは目だけは動かせることが多いから、その動きで「はい」「いいえ」を答えて意思を示すことができる。ただ、このようにコミュニケーションの手段が限られてくると、どうしても社会から切り離されてしまう。患者さんによっては文字盤を使うこともある。ひとつひとつ文字を見て目を動かして単語を組み立てていく方法だ。「はい」「いいえ」だけよりは患者さんの思いを伝えやすいかもしれないけれど、それでも自由な会話とは違うし、時間もかかる。

　完全なまひ状態で、目を動かすことすらできない患者さんもいる。この場合は意思伝達の手段がないことになるけれど、時間がたてば状態がよくなって、解決策が見つかることが多い。たとえほんの少しの改善であっても、患者さんにとってはとても大切なことだ。ただし、閉じ込め症候群から回復する例はほとんどない。

催眠（術）：ただのトリックでもない

　はい、こちらを見て……あなたはだんだん眠くなる……ほ〜ら眠くなる……。催眠術をかけられると、「自分」の**意識**が違う状態になる。1つの考えや思い出にばかりきもちがいって、集中力が高まる。しかも、**催眠**状態にあるときは暗示にかかりやすくて、指示されたことをそのままやってしまう。催眠術のショーなんかで見かけるのはこれだよ。催眠術をかけられた人たちが、催眠術師に言われるとおりにニワトリのまねをしてみたり、赤ちゃんみたいに親指を吸ってみたり。こうなると催眠はただのマジックとあまり変わらないし、誰でも抵抗感なしに笑って受け入れられるものではないよね。

　だけど、催眠はおかしなことをさせるためだけのものではないんだ。医療の分野でも使われていて、これには**催眠療法**という名前がついている。最近では手術前に麻酔をかけるときに、不安や痛みをやわらげるために使われることもあるくらいだ。

催眠状態にあることは、やっぱり脳の活動を見ればわかる。ごく最近の研究をひとつ紹介しよう。この実験では、催眠をかけるための音声をあらかじめ用意しておき、協力者にはその録音を聞きながらあることを思い出してもらった。このときの脳の活動をＭＲＩスキャナーで調べたところ、催眠状態になると、脳の各部の連携がふだんとは違うかたちで行われることがわかった。たとえば、衝動をコントロールする脳の領域であるＰＦＣは、痛みと情動の処理にかかわる島皮質と協調してはたらくようになる。催眠で痛みが軽減する患者さんがいるのは、このためではないかと考えられている。催眠をかけられると、実際に脳で何か変化が起きていることが示されたんだね。

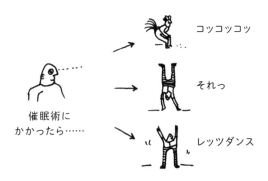

催眠術に
かかったら……

コッコッコッ

それっ

レッツダンス

既視感（デジャヴュ）：脳がショートする

　はじめてなのに、突然「え、ここ来たことがある」とか「これ知ってる」と感じること。きみもきっと経験があるよね。こんな現象を**デジャヴュ**（既視感・既知感）という。もともとはフランス語で「前に一度見たことがある」という意味だ。デジャヴュが起こるときは、前に経験したことをもう一度くり返しているかんじがするけど、それでも前に経験したことがないと自分でちゃんとわかっている。

デジャヴュ

ふーむ
これ見たことあったかな？

うーん
これ見たことあったかな？

デジャヴュは脳が**ショート**する現象だと説明されることもある。言葉は同じだけど、てんかんの発作のときのショートとは違うよ（このへんは第9章で読んだよね）。ふつう、目はとらえたものを脳に送って、それが「見ているもの」として認識される。何であるかが認識されるとその情報イメージが記憶されるんだけど、デジャヴュが起こるときはこの順番が逆になると考えられている。つまり、目がとらえた周囲の情報がまず記憶として蓄えられ、そのあとで対象を認識する部位に送られるらしい。

デジャヴュ（もう見たことがある・知っているという感覚）のほかに、**デジャサンチ**（すでに感じたことがあるという感覚）、**デジャヴィジテ**（特定の場所を訪れたことがあるという感覚）、**デジャヴェキュ**（体験したことがあるという感覚）もある。

デジャヴュとは反対の現象を**未視感**（ジャメヴュ）（「初めて見た」の意味）という。これは、実際には知っているはずの人や場所なのにそれが思い出せず、初めての経験だと感じることだよ。

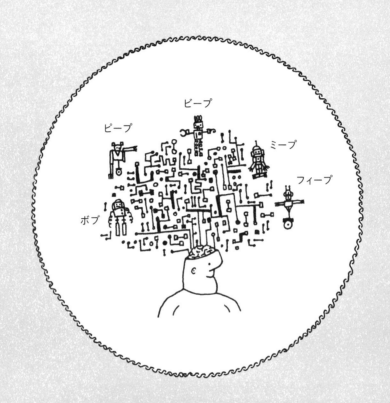

未来の脳

人工知能：すっごく賢いコンピューターと自動運転車

　脳は自分専用の**スーパーコンピューター**。それはもうわかったよね。きみの脳のことはちょっと置いておいて、コンピューターとロボットのことを考えてみようか。どうだろう、コンピューターにしてもロボットにしても、いつかは人間と同じくらい賢くなれると思う？　映画なんかではよくあるストーリーだけど、人間以上に賢くなって、人間を支配するようになることはないのかな？　最近のコンピューターは本当に賢くて、しかも速い。1秒間に1000兆（1,000,000,000,000,000、1の後ろに0が15個！）の計算を処理できるスーパーコンピューターはとっくにできているし、その何百倍という性能のものも開発されている。人間の脳もすごくたくさんのことができるけど、残念ながらそこまでのスピードはない。ということは、いまあるコンピューターはもう人間より賢いのかな？

　これはなかなか答えにくい質問だ。この賢さ、「知能」という言葉も使われるけれど、それが何を意味しているのかは説明しにくい。定義がはっきりしていないんだね。情報科学（コンピューターサイエンス）の世界で**人工知能（ＡＩ）**というと、コンピューターやロボットとその使いみちを開発・研究する分野のことを指している。

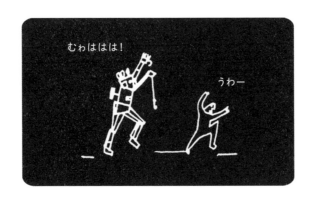

現代の情報科学を作ったといわれる数学者アラン・チューリングは、20世紀の中頃にコンピューターが知能をもっているかどうかを判定するテストを発表した。**チューリングテスト**と呼ばれるもので、やり方は別に難しくない。人間とコンピューターを壁をはさんで座らせ、お互いの姿が見えないようにして会話をさせる（このとき、しゃべり方でわかってしまわないようにチャットのような方法を使う）。そのやりとりから、人間のほうで壁の向こうの相手がコンピューターか人間かを判定できないとき、そのコンピューターは（チューリングテストによれば人間なみの）知能をもっているとみなせることになるんだよ。だけど、チューリングテストだけで知能のあるなしは判断できないと考える専門家も多くて、最近ではあまり使われなくなっている。

チューリングテスト

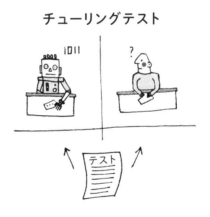

　それなら、コンピューターやロボットは、どんな条件を満たせば人間と同じレベルの知能をもつといえるんだろう？　計算処理のスピードを上げるだけでいいのかな？　意識は関係ない？　だいたい、**コンピューターやロボット**は自分の行動を意識できるの？　それから情動はどうなる？　知能と感情のかかわりは？　……これは、いま専門家が取り組んでいる問題のほんの一部だ。この答えが見つからないと、**人工知能**とは何かをきちんと定義することはできないんじゃないかな。

課題はたくさんあるけれど、すばらしい成果もあがっている。チェスの世界チャンピオンに勝てるコンピューターが登場しているし、これまでにない計算能力をもっていて、宇宙全体の原子の数（これはものすごく多い）を超えるような数字を処理できるコンピューターも開発されているよ。

そしてさらに研究は進んでいる。いまやコンピューターは、プログラムされた作業を実行するだけでなく、**学習する**ことさえできる（ようにプログラムできる）。つまり、自ら学習することで賢くなっていくというわけ。最近ではここからもう一歩進んで、論理的に思考して問題を解決できるソフトウェアの開発に人工知能が使われるようになっている。だけど、コンピューターの「人間性」の議論に決着がついたわけではないし、むしろこんなソフトウェアが登場したことで、問題はさらに難しくなったかもしれない。

人工知能は、すでに毎日の生活でもめずらしいものではなくなっている。しゃべるコンピューターや本物そっくりのゲーム、自動駐車のシステム。自動運転車だってもうすぐそこまで来ているよね。ひとつ確かなのは、この先何年かのあいだに、もっとたくさんの技術が生まれるということ。いまはまだ（レム睡眠中の）夢でしかないようなことも、きっと実現するはずだ。

人工装具（プロテーゼ）：
脳インプラントから筋電義手（バイオニックアーム）まで

人々の生活を楽にするような技術や装置の開発も相次いでいる。聴覚に障害のある人には、人工内耳を手術で埋め込むという方法がある。これは小さな補聴器で、とらえた音を信号に変換して脳に送るので、内耳や聴神経の機能に問題がある場合でも（また）音を聞くことができ

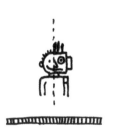

るようになる。ほかには、脳に信号を送る小さな装置を**パーキンソン病**の患者さんのからだに埋め込むと、ふるえやぎこちない動きを減少させる効果があることが知られている。

　もっと先を行く話もあるよ。事故などで手足の機能を失った人や、骨や関節の状態が悪くなった人のために、**人工装具**が開発されている。高性能のものがいろいろと登場してきているけど、からだの表面で検知した筋肉を動かす電気信号をモーターに送り、それをもとに動きをコントロールできる義手もそのひとつ（筋電義手という）。ごく最近の例では、「触覚をもつ」装具も開発されている。皮膚に埋め込んだ電気センサーを**神経系**につなぎ、ものを触った感覚が脳に伝わるように手術した結果、まひ状態の患者さんが触覚を取り戻したそうだ。このような技術革新のおかげで医学は大きく進歩しているし、将来にもますます期待がかかっている。

脳内「注文」ボタン

　スーパーで買い物をしているとき、買うものは自分で選んでいるよね。だけど本当にそうなのかな？　広告業界の新しい流れに**ニューロマーケティング**という分野があるけど、それによれば「自分で決めていると思っているだけ」らしい。ニューロマーケティングでは、買うか買わないかの判断は100％自覚的に下されているのではなくて、**潜在意識**（本人も自覚していない無意識の反応）もかかわっていると考える。このことに注目した広告も増えているよ。どんな刺激が心地よさにつながるのか（あるいはつながらないのか）を脳の反応から分析することで、ターゲットになる消費者にあわせて商品を開発したり、コマーシャルを作ったりできるんだ。たとえば、ある有名な自動車メーカーは、**脳のスキャン**のデータをもとにヘッドライトのデザインを変更したことがある。このときは、いくつかのデザインのうち、いちばんかっこよく見える（と脳が判断した）ものはどれかを調べたそうだ。人間が何をする（＝買う）かを決めるのはたしかに脳

だ。きみが「買おう」と思う前に、きみの脳はもう「買う」と決めているというわけ。こんなタイプの広告は始まったばかりで、どのくらいの効果があるものかはまだはっきりしない。でも、たくさんの会社が取り入れているのは事実なんだ。

入社試験はスキャナーで?

　求人に応募してきた人を採用するかどうかを決める前に、MRIのスキャナーに入ってもらって（文字どおり）頭の中をのぞけたとしたらどうだろう?　実際、脳の画像を見ればいろんな障害がわかるから、会社にとってはいいことじゃないかな?　10年くらい前、オランダの研究者の発言がきっかけで、大きな議論が起こったことがあった。そう遠くない将来、入社試験で脳のスキャンを撮るのがふつうになる——研究者はそう言ったんだ。そうすれば、たとえば脳に特定の異常が見られる人を不採用にできるというんだけど、それにプラスして、どんな仕事に向いているかも脳のスキャンからわかるという話だった。5年以内に実現するという「予言」ははずれたし、そんなことは許されそうにない。入社試験で脳のスキャンを撮るなんて法律違反だ。差別だし、**プライバシー**の侵害につながるよね。だから、いまのところは心配しなくてもよさそうだよ。

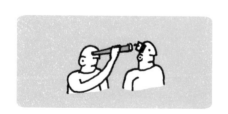

いいねぇ、採用!

これからの研究

　この章では、脳研究のいろいろな分野を
簡単に紹介した。超賢いコンピューター、
人間型ロボット（**サイボーグ**）、プロテー
ゼ、ニューロマーケティング、就職のため
の脳スキャン。それぞれの分野が今後どん
なふうに発展していくかはわからないけど、
興味深いものであることはまちがいない。
その一方で、脳を調べる技術もこれからさ
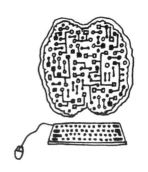
らに改良されていく。だから、ひとりひとりに備わっているスーパーコン
ピューターのしくみがどうなっているのか、もっともっとたくさんの情報
を集められるようになるし、病気の原因や治療法もはっきりするはずだ。

　技術の進歩がさらに進めば、地球上の生物の脳だけでなく、宇宙の生物
の脳も調べられるようになる。もしかすると火星の生物だって調べられる
かもしれない。たとえば、**宇宙飛行士**の脳はどうなっていると思う？　国
際宇宙ステーションに行って何カ月かたつと、宇宙飛行士の脳の状態が変
化することがわかっている。そう、脳はやわらかいんだったよね。第8章
で出てきた「可塑性」だ。だけど、もし人類が火星や月に移住したとした
ら、脳にはどんな変化が起きるだろう？　地球にいるときと同じようには
たらくのか、それとも環境にあわせて機能を調節することになるのか。そ
れに、見かけはどうかな？　地球の人間の脳と同じか、それとも宇宙の脳
のかたちがあるのか。こんな疑問には（まだ）答えが見つかっていないけ
ど、時間がたてばいつかわかるはず。だから何年かしたらまた脳の本を書
けるかな。楽しみにしていてね！

さくいん

あ

RAS……134-135

愛……91

アイスクリーム頭痛……59, 60, 61

アドレナリン……82, 90

アリストテレス……25, 143

アルツハイマー病……43, 101, 102

アンドレアス・ヴェサリウス……
　26-27

EEG（脳波）……31, 122,
　136-138

怒り……80, 84-86, 88

意識……49, 63, 75, 88, 96,
　108-109, 122, 134-135, 137,
　143-145, 151, 153

依存症……90, 125-128

痛み……17, 19, 39, 62, 70, 143,
　145-146

遺伝子……94

ウェルニッケ野……41

宇宙飛行士……78, 155

うつ病……122-124

運動神経……17, 57, 59-62

運動ニューロン……19-20

ADHD……118-119

fMRI……30, 34

MRI……30, 89, 97, 118, 122,
　146, 154

延髄……11

黄斑……64-65

オキシトシン……90-91

か

介在ニューロン……19-20

外転神経……58, 60-61

海馬……42-44, 48, 78, 80-81, 85,
　101, 104, 106, 109, 113, 124,
　126

灰白質……13-14, 16, 35, 135

解剖……25-26, 48

解剖学……26-27, 32

解剖学者……25

可塑性……111-112, 114, 155

滑車神経……58-59, 61

桿体細胞……66

ガレノス……25-26

感覚ニューロン……19-20

感情……25, 80-81, 87-89, 91, 99,
　107, 126-127, 151

顔面神経……58, 60-61

記憶……42-43, 48-49, 101-102,
　104, 106-109, 111, 126, 147

記憶障害……102

ＣＡＴスキャン……29

嗅覚……63, 68, 71

嗅神経……58-59, 61, 69

橋……11

共感……88

共感覚……73

恐怖……80-81, 83, 85, 88

恐怖症……83-84

筋電……152-153

空気の振動……73-75

クロトンのアルクマイオン……25

Ｋ複合波……137-139

言語……11, 27, 40-41, 129-130, 136

恋……88-89, 91, 126

後頭葉……11, 16, 37, 44-45, 141

高齢者……100

語学のセンス……112

黒質……120-121

コルチゾール……85, 89-90

コルテックス（表層組織）……14

昏睡……134, 143-144

さ

細胞核……18

細胞体……18-19

才能……99, 112-113, 116-117

サイボーグ……155

催眠……145-146

作業記憶……104, 106, 120

三叉神経……58-61

ジークムント・フロイト……143

視神経……45, 58-59, 61, 64-65

ＣＴスキャン……29-30

視覚……45, 59, 63, 66

色覚異常……66-67

軸索……18-21, 56

刺激……20, 39-40, 44-45, 49-50, 57, 59, 62, 69-71, 73, 76-78, 80, 94, 96, 109, 111, 126-128, 134, 138, 143, 153

思春期……38, 97-99, 128, 135

視床下部……80-81, 85, 121, 136

耳小骨……74

耳石器……77-78

舌……39-40, 60-62, 71-73

シナプス……18, 20-21, 53

シナプス間隙……21

自閉症……116-118

樹状突起……18-21

受容体……21, 126-127

受容体ニューロン……19

条件づけ……109-110

衝動……38, 86, 99, 118, 146

情動……69, 78, 80, 83, 85-86, 92, 99, 117, 127, 136, 146, 151

小脳……11-13, 26, 101, 108-109, 117, 130

植物状態……143

触覚……41, 63, 66, 70, 141, 153

神経……25-27, 56-62

神経細胞……13

神経線維……16-19, 56

神経伝達物質……20-22, 117-118, 123, 125, 141

人工知能……150-152

人工内耳……152

錐体細胞……66

睡眠……49, 98-99, 134-138, 143

睡眠紡錘波……137, 139

頭蓋骨……10-11, 13-14, 24, 26, 28-29, 53, 124

ストレスホルモン……82, 85, 89, 91

脊髄……11-13, 17, 57, 62, 144

舌咽神経……58, 61-62

舌下神経……58, 61-62

セロトニン……22, 90, 123, 125

潜在意識……143, 153

前頭前野（ＰＦＣ）……53, 86

前頭葉……11, 16, 37-40, 53, 106, 120, 124, 127, 141

創造的な活動……36

側坐核……88-89, 126

側頭葉……11, 16, 37, 41-42, 74, 86, 130, 141

た

胎児……94-95

体性感覚……39-40, 70-71, 94

大脳……11-14, 25-27, 35-36, 43, 85

大脳基底核……120-121

大脳半球……15, 27, 35-36, 42, 130

大脳皮質……12, 14, 16, 35, 39, 45, 101, 106, 109, 118, 120, 134-135

多動性……118

短期記憶……42-43, 104, 106

タンパク質……102

注意欠陥……118

チューリングテスト……151

長期記憶……42-43, 49, 106, 108

ディスカリキュリア……130-131

ディスレクシア……129-131

既視感（デジャヴュ）……146-147

てんかん……24, 121-122, 147

電気信号……20-22, 42, 65, 69, 74, 153

点字……66

伝達物質……22

動眼神経……58-59, 61

頭頂葉……11, 16, 37, 39–41, 141

島皮質……86–87, 146

動物……25–26, 30, 40, 48–49, 51, 53, 77, 83, 86, 91–92, 135

ドーパミン……22, 89–90, 120, 123, 125–128, 141

閉じ込め症候群……144–145

な

内耳神経……58, 60–61, 76

ニューロマーケティング……153, 155

ニューロン……13–14, 16–22, 38, 48–49, 51–53, 56, 69, 87, 94–97, 100, 102, 114, 120, 122, 130

認知症……101, 116

脳幹……11–13, 49, 57, 134–136, 144

脳神経……56–62, 64, 69, 76, 80

脳のしわ……14, 53

脳葉……16, 36–37, 44

脳梁……35–36, 117, 130

は

パーキンソン（病）……119–120, 141, 153

白質……13, 16, 45

鼻……67–71, 73

パブロフ……109–110

ＰＦＣ……53, 86–87, 89, 91, 99, 118, 126–128, 136, 146

皮膚書字覚……41

不安障害……83, 123

フィニアス・ゲージ……38, 53

副神経……58, 61–62

ブローカ野……27, 40–41

平衡器官……60, 75–77

ＰＥＴスキャン……30, 118

辺縁系……69, 80, 92, 136

扁桃体……80–82, 85, 101, 117, 124, 126

方向感覚……43

方向の把握……78

報酬系……90–91, 126–127

報酬中枢……88, 126, 128

暴力……86

ポール・ブローカ……27, 40

ホムンクルス……39–40, 71

ホルモン……82, 85, 88–89, 91, 98–99, 123

ま

未視感（ジャメヴュ）……147

耳……42, 73–76, 86, 134

ミラーニューロン……87–88

味蕾……72

無謀……99

目……42, 44-45, 49-50, 59-61,
　63-66, 76-77, 137-138, 141,
　144-145, 147

迷走神経……58, 61-62

網様体賦活系（ＲＡＳ）……
　134-135

盲点……64-65

や

夢……49, 113, 137-143, 152

葉……16

ら

レム睡眠……137-140, 152

恋愛……80, 88-90

ロボット……31, 150-151, 155

ロボトミー……124

論理的思考……36